GOLDMANN
RATGEBER

W0271286

*Buch*

Gesundheit und Wohlbefinden beruhen vor allem auf innerer und äußerer Harmonie. Dieses Wissen ist mittlerweile Allgemeingut geworden und stellt die Grundlage für das wachsende Interesse an Naturheilverfahren und sanften Therapien dar.
»Die richtige Schwingung heilt« ist das erste Praxisbuch zur sinnvollen Kombination von Bach-Blüten-Essenzen, Farbtherapie, Homöopathie und Mineralsalzen für natürliche Heilung und Selbstheilung. Es ist das erste Buch, das »Heilen durch Schwingungen« systematisch darstellt und praktische Anleitungen bietet, wie sich die Energien von Bach-Blüten, Farben und anderen sanften Therapien wirkungsvoll gegenseitig verstärken. Neben der originalgetreuen Beschreibung aller Bach-Blüten-Heilmittel enthält dieses Buch die Zuordnung von Farben, Farbmeditationen und Affirmationen zu den Bach-Blüten und weist anhand von Kirlianfotos die erstaunlichen Wirkungen dieser einmaligen Kombination verschiedener Naturheilverfahren nach.

*Autoren*

Ingrid S. Kraaz ist Heilpraktikerin, klassische Homöopathin und Farbtherapeutin mit eigener Praxis in München-Grünwald. Seit vielen Jahren hat sie sich auf die Arbeit mit heilenden Schwingungen spezialisiert.
Wulfing von Rohr ist der deutsche Entdecker und Erstverleger von Dr. Edward Bach. Er ist Fernsehjournalist und Sachbuchautor.

Von den Autoren ist zuletzt im Goldmann Verlag erschienen:

Die Farben deiner Seele (HC 30574)

INGRID S. KRAAZ/WULFING VON ROHR

# Die richtige Schwingung heilt

Das große Praxisbuch für Bach-Blüten, Farbe und andere Energien

GOLDMANN VERLAG

Illustrationen im Text:
Fritz Ulrich und Cindy Schroeder

*Umwelthinweis:*
Alle bedruckten Materialien dieses Taschenbuches sind chlorfrei und umweltfreundlich.

Der Goldmann Verlag
ist ein Unternehmen der Verlagsgruppe Bertelsmann

Made in Germany · 2. Auflage · 3/93

Umschlaggestaltung: Design Team München
Umschlagfoto: Design Team München
Druck: Presse-Druck Augsburg
Verlagsnummer: 13652
SD · Herstellung: Sebastian Strohmaier/sc
ISBN 3-442-13652-0

# *Inhaltsverzeichnis*

Vorwort Dr. med Dietrich Klinghardt, MD . . . . . . 7
Danksagung . . . . . . . . . . . . . . . . . . . . . . 9

Einleitung
Gesundheitsvorsorge statt Krankheitsdenken . . . . 11
Die richtige Schwingung heilt! . . . . . . . . . . . 13
Leben ist Schwingung . . . . . . . . . . . . . . . . 17

1. Kapitel
Die Bach-Blüten-Essenzen in der Heilpraxis . . . . . 19
Die umwälzenden Entdeckungen
von Dr. med. Edward Bach . . . . . . . . . . . . . 21
Die sieben Formen von Harmoniestörungen . . . . 26
Anwendung, Dosierung und Praxistips . . . . . . . 47
Die Bach-Blüten-Essenzen im Überblick . . . . . . 52
Anleitung zur Selbstzubereitung . . . . . . . . . . 55

2. Kapitel
Die Energie der Farben und unsere Gesundheit . . . 57
Die Kraft der Farben . . . . . . . . . . . . . . . . 59
Einfache Selbsthilfe durch Farbtherapie . . . . . . 72
Die Kombination von Bach-Blüten-Essenzen
und Farbtherapie . . . . . . . . . . . . . . . . . . 105

3. Kapitel
Naturheilmittel als Erste Hilfe . . . . . . . . . . . . 115
Was grundsätzlich zu beachten ist . . . . . . . . . 117
Notfallhomöopathie durch Bach-Blüten
und Farbtherapie unterstützt . . . . . . . . . . . . 120

4. Kapitel
Die homöopathischen Zellsalze in Wechselwirkung mit den Bach-Blüten-Essenzen . . . . . . . . . . . . 153
Lebensnotwendige Mineralsalze für die Erhaltung unserer Gesundheit . . . . . . . . . . . . . . . . 155
Die Kombination der zwölf Lebenssalze mit den Bach-Blüten-Essenzen . . . . . . . . . . . . . . . . 162

5. Kapitel
Kirlianfotografie: Lebensenergie sichtbar gemacht . 181
Eine Einführung mit Bildbeispielen . . . . . . . . 183

6. Kapitel
Harmonisierende, heilende Meditationen mit Farben und Affirmationen zu den Bach-Blüten-Essenzen . . 191
Einführung in die Meditation als heilsame Schwingung . . . . . . . . . . . . . . 193
Achtunddreißig Affirmationen zu den achtunddreißig Bach-Blüten-Essenzen und spezielle Meditationsfarben zu den sieben Bach-Blüten-Gruppen . . . . . . . . 199

7. Kapitel
Die Bach-Blüten-Farbkarten . . . . . . . . . . . . . 205
Ein völlig neuer Zugang zur intuitiven Ermittlung der richtigen Bach-Blüten und Therapiefarben . . 207

Schlußbemerkung . . . . . . . . . . . . . . . . . 212

Farbtherapie mit einer Farb-Handlampe . . . . . . . 213

Seminare zum Thema . . . . . . . . . . . . . . . . 215

Literaturverzeichnis . . . . . . . . . . . . . . . . 216

Register . . . . . . . . . . . . . . . . . . . . . . 219

# *Vorwort*

von Dr. med. Dietrich Klinghardt

Schwingungsmedizin ist die Medizin der Zukunft. HP Ingrid S. Kraaz von Rohr, ND, eine der führenden deutschen Homöopathen, Heilpraktiker und Naturärzte, und ihr Koautor, der Fachschriftsteller Wulfing von Rohr, legen ein einzigartiges synergetisches Heilsystem mit nachgewiesener praktischer Wirksamkeit vor. Sie zeigen, wie Farbtherapie, Bach-Blüten, Schüssler'sche Zellsalze und Notfallhomöopathie sich sinnvoll so ergänzen können, daß eine tiefgreifende und umfassende Heilung erzielt werden kann. Die Grundlage der Schwingungsmedizin ist, daß Harmonie auf allen sich gegenseitig beeinflussenden Ebenen von Körper, Gemüt und Geist das Fundament für Gesundheit und Gesundung darstellt.

Die vorgeschlagenen Behandlungsmethoden der Farbtherapie über Akupunktur- und Akupressurpunkte finden immer mehr Anhänger. Ich selbst konnte in meiner Praxis einige höchst dramatische Erfolge, sowohl bei akuten wie bei chronischen Erkrankungen, bei der Anwendung der hier beschriebenen Behandlungsvorschläge feststellen.

Meine Kollegin HP Ingrid S. Kraaz von Rohr hat eine erstaunliche Einsicht und Sensitivität demonstriert, basierend auf mehr als zehn Jahren homöopathischer Praxis, als sie die Heilfarben herausfand, die den sieben – oft unterschätzten – Gruppen der Bach-Blüten entsprechen und dabei, Meditations-Affirmationen zu formulieren, welche die Harmoniekräfte der jeweiligen Blüten unterstützen. Ich möchte vor allem herausheben, daß es an der Zeit ist, die Bach-Blüten-Therapie sinnvoll zu erweitern und im Rahmen der von der Autorin entwickelten »Natürlichen Komplementär-Medizin« einzusetzen.

Dieses Buch, »Die richtige Schwingung heilt«, ist ein »Muß« für praktisch jeden Behandler – gleich ob Heilpraktiker, Naturarzt oder Schulmediziner – und für jeden Bücherschrank, als »Hausapotheke« und Nachschlagewerk!

Dr. med. Dietrich Klinghardt, MD;
Santa Fe, NM, USA;
Präsident der Amerikanischen Akademie
für Neuraltherapie

# *Danksagung*

Es ist mir eine Lebensaufgabe geworden, die Gedanken meines Lieblingsphilosophen Platon und auch andere für die Neuzeit gültige Lebensweisheiten weiterzugeben. Platons grundlegende Einsichten – so seine Erkenntnis »Die Seele heilt den Körper« – sind für mich ein Beispiel gesunder Vernunft. Ähnlich wie dieser antike Philosoph beeindruckt mich Goethe, insbesondere seine Farbenlehre.

Von beiden gewann ich die fundamentale Einsicht, daß der Mensch von der Schöpfungsidee her dazu bestimmt ist, mit Körper und Geist im bewußten Einklang mit der Schöpfung zu leben.

Zwei anderen großen Denkern verdanke ich, wie viele Naturheilkundige auf der Welt, die Grundlagen meiner Heilkunst:

Samuel Hahnemann, dem Begründer der Homöopathie, und Dr. Edward Bach, dem Entdecker einer neuen Heilweise, deren Bedeutung nach Ansicht vieler Praktiker der Homöopathie gleichkommt. Nach meiner Erfahrung ergänzen sich die beiden Therapieansätze.

Welches Wissen und welche Weisheit vermitteln uns Hahnemann und Bach noch heute! Ohne ihre faszinierenden Erkenntnisse wäre es schwer, die jeweiligen disharmonischen Schwingungsmuster zwischen Seele und Persönlichkeit, zwischen Körper, Geist und Seele zu diagnostizieren und auszugleichen.

Mein besonderer Dank gilt Josef Angerer, dem Altmeister der Naturheilkunde in Deutschland und dem Gründer der Heilpraktiker-Fachschule München. Ebenso danke ich

Peter Mandel, durch den mir der praktische Einstieg in die Welt der Schwingungen gezeigt wurde.

Geistig-spirituelle Führung erlebe ich voller Dank von meinem Meister San Darshan Singh und von meinem geliebten St. Germain, die mich inspiriert und mein Verständnis für Kräfte und Zusammenhänge höherer Dimensionen geweckt haben.

Wir danken nicht zuletzt Johannes Jacob für seinen persönlichen Einsatz, ein solches Handbuch, das harmonische Schwingungen als entscheidende Grundlage für Gesundheit behandelt, zu fördern und hilfreich zu begleiten.

Zum Abschluß erinnere ich an die Gedanken Goethes, daß es eine Allgemeinwahrheit nicht gebe, sondern daß alle Wahrheit einen individuellen Beigeschmack besitze und daß die Erforschung des Verborgenen nicht die Angelegenheit eines einzigen Menschenalters sei. In diesem Sinn ist auch das vorliegende Buch als ein Schritt auf dem Weg, aber noch nicht als das Ziel selbst zu verstehen.

Ingrid S. Kraaz

Einleitung

# *Gesundheitsvorsorge statt Krankheitsdenken*

*»In den Schriften steht, daß wir Körper, Geist und Seele sind! Wir haben wunderbare Fortschritte darin gemacht, unseren Körper und den Verstand zu entwickeln, aber unglücklicherweise haben wir die Seele vernachlässigt. Unsere Seele ist ein Tropfen aus dem Meer der Allbewußtheit. Deshalb ist ihre wahre Natur Licht, Leben und Liebe.«*

Sant Darshan Singh (1921–1989)

# *Die richtige Schwingung heilt!*

Wer heilt, hat recht. Auf diese einfache Formel bringt der Volksmund die Einstellung der meisten Menschen zur Medizin. Wir haben eine Epoche erlebt, in der neue naturwissenschaftliche Erkenntnisse in medizinische Durchbrüche wie den Einsatz des Penizillins und wie moderne Operationsverfahren umgesetzt wurden. Diese Epoche wurde aber zunehmend von einer Tendenz zur technokratischen Apparatemedizin geprägt, die den Menschen als ganzes Wesen von Körper, Geist und Seele aus den Augen verlor.

**Unser Gesundheitswesen ist krank**

Symptomatisch ist dafür eine Äußerung eines Mitarbeiters (seines Zeichens Professor) vom Bundesgesundheitsamt aus dem Jahr 1988, daß ein Arzneimittel seine Wirksamkeit am Krankenbett beweisen müsse. Als ob es nicht viele Arzneien gibt, die den Krankenbettaufenthalt vermeiden helfen! Und als ob nicht die Vorbeugung und Früherkennung mindestens ebenso wichtig sind wie die Behandlung so weit fortgeschrittener Krankheitszustände, die bereits »am Krankenbett« erfolgen muß.

Unser Denken ist weithin ein *Krankheits*denken – noch keine *Gesundheits*vorsorge. Nicht umsonst sprechen wir von Krankenkassen, Krankenversicherungen und Krankenkost. Inzwischen ist Krankheit zu einem volkswirtschaftlichen Problem ersten Ranges geworden. Anspruchsdenken und Raubbau an unserer Gesundheit – durch falsche Ernährung und gesundheitsschädliche Umwelteinflüsse, aber auch durch eine auf Symptome fixierte, materialistisch orientierte Medizin – haben dazu geführt, daß unser *Kranken*wesen nicht mehr bezahlbar ist.

Es ist also höchste Zeit für ein neues Gesundheitswesen, für Gesundheitsvorsorge und -erhaltung, für Gesundheitskost usw. Die Grundlage dafür sind die richtige geistige Einstellung, ein ganzheitliches Menschen- und Weltbild sowie das Verständnis für das subtile und komplexe Ineinandergreifen seelischer, geistig-emotionaler und körperlicher Vorgänge im Organismus Mensch.

Im Gesundheitsbereich dient diese Erkenntnis Heilpraktikern, Naturheilkundigen, Homöopathen und aufgeschlossenen Ärzten seit langem als Fundament ihrer Diagnostik und Therapien.

**Gefahr für die Naturheilkunde**

Die Naturheilkunde (seit Paracelsus) und die Homöopathie (seit Hahnemann) stellen weithin anerkannt einen wichtigen Teil der Gesundheitsfürsorge dar. Neuere Tendenzen, von Politikern, Behörden- und Industrievertretern angeregt, gehen nun dahin, daß nichtschulmedizinisch etablierte Therapien und Heilmittel ausgegrenzt, vom Markt verdrängt oder sogar verboten werden sollen. Zweitausendfünfhundert (!) bewährte Präparate und Wirkstoffe sollen nach dem Willen interessengelenkter Verwaltungen verschwinden.

Man stelle sich einmal den Aufschrei dieser Leute vor, wenn Naturheilkundige und verantwortungsbewußte Bürger verlangen würden, daß ab sofort das Rauchen in der ganzen Bundesrepublik amtlich verboten und unter Strafe gestellt wird. Dabei ist die Schädlichkeit des Rauchens bereits hinlänglich, auch schulmedizinisch, bewiesen! Wichtige wirksame Naturheilsubstanzen hingegen sollen als angebliches Risiko für die Volksgesundheit abgeschafft werden.

**Therapiefreiheit**

Die Freiheit eines jeden von uns, selbst besser als irgendwelche Interessenvertreter für sich entscheiden zu können, was ihm guttut, die sogenannte Therapiefreiheit, wird damit untergraben, wenn nicht sogar letztlich abgeschafft.

Um so bedeutsamer sind alle konstruktiven Bemühungen, ganzheitsmedizinische Verfahren zu entwickeln, zu überprüfen und zu fördern. Dabei rücken diejenigen Ansätze, die den Menschen als »Energiesystem« verstehen, immer stärker in den Mittelpunkt. Neuere Stichworte dazu sind »Bach-Blüten-Essenzen«, »Farbtherapie«, »Kirlianfotografie«, aber auch »Meditation«! Damit wird fortgesetzt, was Jahrtausende und Jahrhunderte zuvor mit Akupunktur, Homöopathie, Pflanzenheilkunde und ähnlichem begonnen wurde.

Warum sollte es eigentlich nicht möglich sein, daß sich die verschiedenen Ansichten und Therapieformen sinnvoll miteinander verbinden lassen – zum Wohle der Menschen?

**Notwendigkeit des Dialogs**

Ist denn eine Verbindung von Universitätslehrern, Schulmedizinern, politischen und industriellen Interessenvertretern mit Naturheilkundigen, Heilpraktikern, Privatforschern und spirituell interessierten Menschen immer noch so abwegig und so durch Standesdünkel und vermeintliche Überlegenheit verbarrikadiert, daß praktisch nichts vorangehen kann? Ost und West begegnen sich, man spricht über Abrüstung, Vertrauensbildung und Zusammenarbeit, man verschrottet Waffen, aber im Gesundheitswesen herrscht seitens der etablierten Vertreter überwiegend Feindseligkeit, bestenfalls Funkstille – zum Leidwesen fast aller Patienten!

In englischen Krankenhäusern ist es gang und gäbe, daß auch sogenannte Geistheiler neben den üblichen Therapien tätig sein dürfen (und sehr erfolgreich sind). Eine neue Studie aus den USA beweist: Wenn für Patienten gebetet wird, genesen sie rascher als jene, für die nicht gebetet wird. 1988 gelang schließlich einem französischen Arzt der Nachweis, daß homöopathische Mittel, die kein einziges Molekül der potenzierten Substanz mehr beinhalten, dennoch wirksam sind, offensichtlich aufgrund der dem Wasser aufgeprägten »Bio-Information«. Kanadische und israelische Institute bestätigten inzwischen diese Versuchsergebnisse.

Häufig genug gehen jedoch die Vertreter etablierter

(wirtschaftlicher) Interessen schon dem unvoreingenommenen Dialog aus dem Weg. Selbst der Dialog unter den Ganzheitsmedizinern, Homöopathen und Heilpraktikern verschiedener Herkunft und Ausrichtung ist noch verbesserungsfähig. Alle scheinen dabei zu vergessen, daß für den Patienten, für den einzelnen Menschen, die Wiederherstellung und Erhaltung der Gesundheit wichtiger als theoretische Auseinandersetzungen sind.

**Gesundheit ist keine Ware**

Daß jeder einzelne auch eigene Verantwortung für die Gesundheit trägt, muß stärker ins Bewußtsein der Patienten rücken. Gesundheit ist keine Ware, die eingekauft werden kann! Andererseits gilt aber genauso, daß der Bewußtseinsstand des Behandlers wesentlich mitbedingt, wie die Behandlung und ihr »Erfolg« aussehen.

In diesem Sinne gibt das vorliegende Handbuch sowohl grundlegende Einführungen wie praktische Hinweise und Anleitungen zu wichtigen natürlichen Heilweisen. Es richtet sich an Heilkundige und alle Menschen, die selbst etwas aktiv für ihre Gesundheit tun möchten. Dieses Handbuch will Brücken bauen, es zeigt fruchtbare Ergänzungen auf, wie unterschiedliche Heilweisen auf sinnvolle Weise miteinander verbunden werden können.

»Wer heilt, hat recht!« Diese Volksweisheit wollen wir abwandeln in: »Was heilt, ist richtig – für den jeweiligen Menschen!«

Eine der aufregendsten Wieder-Entdeckungen unserer Zeit in der Heilkunde ist die Erkenntnis, daß Gesundheit einen ganz bestimmten harmonischen Schwingungszustand darstellt und daß die Abweichung von dieser Harmonie als »Krankheit« erlebt wird. Wenn Gesundheit eine harmonische, Krankheit eine disharmonische Schwingung ist, dann kann man also mit den richtigen Schwingungen den Zustand des Menschen wieder von »Krankheit« zu »Gesundheit« verändern:

»Die richtige Schwingung heilt!«

# *Leben ist Schwingung*

Alles im Leben und in der vielgestaltigen Schöpfung wird von Energieschwingungen geschaffen und durchdrungen. Über diese Energieschwingungen steht *alles* in der Schöpfung mehr oder weniger intensiv miteinander in Verbindung.

Jeder Stein, jede Pflanze, jedes Tier und jeder Mensch besitzt seine eigene Schwingung. Alle Formen von Naturkräften, jede Strahlung, wie Licht, Wärme usw., alle Farben und sogar alle Informationen sind Schwingungen. Musik ist bekanntlich Schwingung, die harmonisierend oder harmoniestörend wirken kann. Gedanken sind ebenfalls Schwingungen, sie können sowohl harmonisch wie auch disharmonisch sein.

**Chancen und Aufgaben**

Chance und Aufgabe des Menschen ist es:

1. sich Art und Wesen der *Schwingungen und Energien bewußt zu machen,* die
   - uns beeinflussen,
   - sich durch uns aufgrund unserer Erbinformationen und unserer Prägungen (Engramme) aus der Vergangenheit auswirken,
   - unsere Persönlichkeit umgeben,
   - wir selbst zum Ausdruck bringen;
2. *zu erkennen, wie wir* rein körperlich und »automatisch« sowohl auf äußere Einflüsse (einschließlich elektromagnetischer Umweltverschmutzung!) wie auf innere Impulse *reagieren;*
3. *zu spüren, welche Schwingungen aus der Seele kommen;*

4. *uns* für jeden Gedanken und für jedes Wort *verantwortlich zu fühlen,* da sie eine wirksame Energie ausstrahlen;
5. und schließlich *zu erfahren, daß alle Kräfte, Energien und Schwingungen ihren Ursprung im Geistigen besitzen.*

**Wirkung von Gedanken**

Wenn man sich die Wirksamkeit von Gedanken und Worten vergegenwärtigt – im guten oder im bösen –, kann man eher akzeptieren, daß jeder Gedanke, den wir hegen, aussprechen oder niederschreiben, eine eigene Kraft in sich birgt, die auszustrahlen beginnt. Wie schnell verändert sich doch das Gesicht eines Menschen, wenn er freundliche oder unwirsche und zurückweisende Worte zu hören bekommt!

Probieren Sie es ruhig einmal aus: Wenn eine Ihnen nahestehende Person eine schwierige Unterredung vor sich hat, sagen Sie ihr, daß Sie in der betreffenden Zeitspanne positiv an sie und die Sache denken werden. Das ist vielfach erprobt und wirkt!

**Krankheit ist nichts anderes als ein Zusammenbruch harmonischer Schwingungen bzw. ein Ausstrahlen disharmonischer Energien, die zuvor auf inneren Ebenen erzeugt wurden. Drei historische Zitate drücken das in beispielhafter Weise aus:**

»Es ist der Geist, der sich den Körper baut.« (Schiller)

»Die Seele heilt den Körper.« (Platon)

»Der Geist in uns ist der einzige allmächtige Arzt, und das einzige wahre Allheilmittel heißt, sich ihm zu unterwerfen.« (Sri Aurobindo)

1. Kapitel

# *Die Bach-Blüten-Essenzen in der Heilpraxis*

**Wichtiger Hinweis für den Leser:**
Inzwischen gibt es bei der Verfügbarkeit von Bach-Blüten-Mitteln eine neue Situation. Durch leider vornehmlich kommerzielle Interessen der neuen Eigentümer des englischen Bach Centres und durch die Politik der deutschen Monopoleinfuhr der Bach-Blüten-Essenzen sind die englischen Bach-Blüten-Heilmittel des Bach Centres nicht mehr ohne weiteres frei erhältlich. Sie werden nach dem Arzneimittelgesetz eingeführt und dürfen offiziell nur noch von Ärzten »verschrieben« werden – nicht (mehr) von Heilpraktikern, geschweige denn sind sie frei zur Selbst-Behandlung. Dies steht in krassem Widerspruch zu den Grundsätzen und Lehren von Dr. Edward Bach, der sein erstes Werk ausdrücklich »Heile Dich selbst!« nannte. Darüber hinaus gibt es Bestrebungen, nur eine einzige, angeblich »autorisierte« Interpretation der Anwendung und Therapiemethoden durchzusetzen, die auch vor Zensurversuchen von Büchern und Artikeln nicht zurückschreckt. Tatsache ist, daß Dr. Edward Bach selbst keinen einzigen heute lebenden Mitmenschen zu irgend etwas »autorisiert« hat. Und sowohl gute naturwissenschaftlich-medizinische Ordnung als auch spirituelle Gesetzmäßigkeit ist, daß Erkenntnisse eines Menschen aus einer Zeit selbstverständlich im Verlauf der Jahre und Jahrzehnte von anderen erprobt, überprüft und auch fortentwickelt werden – werden müssen und werden dürfen! Und daß darüber offen kommuniziert und diskutiert wird. »Wer heilt, hat recht«, lautet der praxisnahe Maßstab für mitmenschliche Medizin, und nicht, »Wer sich als einzig befugt ausgibt, erwirbt damit automatisch ewige Heilkraft per Dekret«. Es gibt zahlreiche HeilerInnen, die auf unterschiedliche Weise und doch mit großem Erfolg mit Bach-Blüten arbeiten – und immer mehr arbeiten selbstverständlich nicht nur ausschließlich damit, sondern kombinieren die positiven Wirkungen der Bach-Blüten sinnvoll mit anderen Therapieformen. In diesem Sinne steht zu hoffen, daß die gesellschaftspolitische Entwicklung und unsere individuelle Mündigkeit nicht zulassen, daß natürliche Heilweisen der frei gewählten Behandlung und auch der Selbstbehandlung weiter entzogen werden, noch dazu von angeblichen Vertretern eines Teils der Naturheilkunde. Warum sollen wir nur auf Arztrezept und nur in der Apotheke teure Mischungen von Bach-Blüten kaufen müssen, statt alle Bach-Blüten-Mittel zum Selbermischen frei beziehen zu können? Ein praktischer Tip: Neben den Bach-Blüten-Mitteln des Bach Centres gibt es inzwischen »Healing Herbs«, »Deutsche Blüten-Mittel«, Schweizer Bach-Blüten sowie englische Blüten-Heil-Mittel streng nach Dr. Bach vom Bach-Spezialisten Julian Barnard, die genau so gut oder sogar besser sind. Auch wenn sie nicht (mehr) »Bach-Blüten« heißen dürfen, sind sie es! Gute Naturkostläden, Kräuter-Drogerien und Publikationen wie z. B. Esotera u. a. haben Informationen über Bezugsquellen.

Wulfing von Rohr, deutscher Erst-Verleger von Dr. Bach, im Herbst 1991.

# *Die umwälzenden Entdeckungen von Dr. med. Edward Bach*

Edward Bach wurde 1886 bei Birmingham in England als Sohn eines Messingfabrikanten geboren. Er trat mit sechzehn Jahren in die Firma seines Vaters ein. Er spürte indes einen inneren Ruf zur Heilkunde und studierte von 1906 bis 1913 »Schulmedizin«, wie sie an der Londoner Universität seiner Zeit gelehrt wurde. Danach widmete er sich einige Jahre seiner angesehenen Allgemeinpraxis in der berühmten Harley Street, bevor er 1919 noch zusätzlich die Stelle eines Pathologen und Bakteriologen am Londoner Homöopathischen Krankenhaus übernahm.

Edward Bach war schon früh von der Begrenztheit der Heilerfolge rein »schulmedizinischer« Therapien enttäuscht und suchte nach neuen Wegen, angetrieben durch eigene schwerste Krankheitserfahrungen und durch eine überquellende Liebe zu leidenden Mitmenschen.

Ausgangspunkt für seine spätere bahnbrechende Entdeckung der Wirksamkeit von Blütenessenzen waren die eigene Erforschung von und Heiltherapie mit den sogenannten Darmnosoden (»Nosoden«: bestimmte Arzneimittel, die durch homöopathische Potenzierung von Krankheitspartikeln hergestellt werden; »Darmnosoden« siehe Seite 26). Edward Bach stellte zunächst fest, daß eine Reihe von Krankheiten, besonders bestimmte chronische Leiden, über die Entgiftung des Darms am wirkungsvollsten behandelt werden konnten.

**7 Gruppen von Gemütszuständen**

Im Laufe seiner Arbeiten fand er heraus, daß sieben Hauptgruppen von Bakterien auch sieben Hauptgruppen von Gemütszuständen entsprechen. Edward Bach erkannte, daß offensichtlich die jeweiligen Gemütszustände etwas mit den Krankheiten der Menschen zu tun haben, daß also ein unmittelbarer, noch ungeklärter Zusammenhang zwischen psychischen Empfindungen und körperlichen Symptomen besteht. Das bereits war aber bei der noch stärkeren Materialismusgläubigkeit unter den »modernen« naturwissenschaftlich geschulten Ärzten seiner Zeit eine ungewohnte Erkenntnis.

Er entwickelte sieben »Bach-Nosoden« aufgrund dieser sieben Bakteriengruppen, mit denen er außerordentlich eindrucksvolle Erfolge erzielen konnte. Dennoch befriedigten ihn seine Erfolge nicht, denn er wollte nicht nur eine bestimmte Kategorie von Krankheiten heilen können, sondern möglichst viele, wenn nicht gar alle!

Edward Bach forschte weiter nach natürlichen, gottgegebenen Heilmitteln, die nicht so kunstvoll und aufwendig hergestellt werden mußten wie seine Nosoden. 1928 fand er die ersten drei der später achtunddreißig Bach-Blüten, die seine Bach-Nosoden ersetzen sollten.

Anfang 1930 beschloß Edward Bach, London den Rükken zu kehren und sich auf dem Land, in Wales, niederzulassen. Er fühlte sich gedrängt, die lukrative Praxis und die internationale Aufmerksamkeit erweckende Laborarbeit in London zugunsten von Forschungen aufzugeben, die ihn immer stärker der Kritik des »medizinischen Establishments« aussetzten.

**Blütentau heilt**

Edward Bach entdeckte mittels zahlreicher Selbstexperimente und auch durch höhere Eingebungen zunächst zwölf, dann schließlich achtunddreißig Blüten und Pflanzen als besonders wirksame Heilmittel. Er vermutete, daß im Blütentau die heilbringende Schwingung der jeweiligen Blüte bzw. Pflanze rein und konzentriert enthalten sein müsse.

Seine inzwischen ebenfalls verstorbene Mitarbeiterin Nora Weeks zitiert ihn so: »Die Erde ist der Boden, der die Pflanze trägt und sie erhält; die Luft ist es, die sie nährt; die

Sonne oder das Feuer befähigt sie, ihre Kraft zu übertragen, und das Wasser schließlich nimmt ihre wohltätigen Heilkräfte auf und speichert sie.« (Aus dem hervorragenden Buch »Edward Bach – Entdecker der Blütentherapie. Sein Leben – Seine Erkenntnisse«; siehe Literaturverzeichnis.)

**Edward Bach entwickelte eine »Sonnenmethode«, sozusagen ein neues Potenzierungsverfahren, bei dem die frischen Blüten ihre Heilschwingungen auf Wasser übertragen konnten, ohne daß die Blüten dabei zerstört wurden!**

Er kehrte der Schulmedizin endgültig den Rücken und ließ sich auch durch Drohungen von Verwaltungsbehörden, ihm die Approbation zu entziehen, nicht darin beirren, Kranke und Gesunde gleichermaßen über die positiven Wirkungen bestimmter Pflanzen zu unterrichten, Kranke zur Selbstheilung anzuregen und Heilkundige auszubilden.

Edward Bachs umwälzendste Erkenntnis – neben der Entdeckung der sieben Hauptgruppen von Gemützuständen und der Übertragungsweise der Heilkräfte von Pflanzen auf Wasser – ist zweifellos die Einsicht, daß jede Krankheit das körperlich greifbare, sichtbare, fühlbare Resultat einer disharmonischen Schwingung ist, die bereits viel früher in der Persönlichkeit entstanden ist.

Sein Credo läßt sich etwa so zusammenfassen:

**Edward Bachs Erkenntnisse**

**Die potentielle Natur des Menschen ist vollkommene Harmonie zwischen Gott bzw. der Schöpferkraft, der Seele, die von derselben Art wie die Schöpferkraft ist, und der individuellen Persönlichkeit. Wenn diese Harmonie durch das »Ego« auf der Persönlichkeitsebene gestört wird, kann Krankheit entstehen. Solche negativen, krankheitsauslösenden Schwingungen können am besten auf inneren Ebenen durch heilende Schwingungen bestimmter Blüten und Pflanzen aufgelöst werden. Gesundung ist die Folge.**

Die Seele öffnet sich also der Schöpferkraft und empfängt so die innere Führung, wie dieses Leben zu führen ist. Die Seele versucht diese Führung der individuellen Persönlichkeit weiterzuvermitteln. Oft genug ist die Persönlichkeit (das »Ego«) aber nicht bereit, sich der Führung durch die Seele anzuvertrauen. Es entsteht eine disharmonische Schwingung zwischen Persönlichkeit und Seele. Diese disharmonische Schwingung verstärkt sich immer mehr, wenn sie nicht aufgelöst wird, und führt schließlich zu Krankheit an Körper und Gemüt.

Die heilenden Schwingungen bestimmter Blüten und Pflanzen bewirken bzw. fördern Gesundung durch Harmonisierung der inneren feinstofflichen Gemütsebenen – an der »Schnittstelle« zwischen Ego, Gemüt, Persönlichkeit usw. einerseits und der Seele andererseits.

**Alles Große ist einfach**

»Alles Große ist einfach!« Wie zum Beweis dieser Einsicht fand Edward Bach, daß sieben Hauptgruppen von disharmonischen Schwingungen zur Ursache letztlich aller Krankheiten beitragen:

Angst, Unsicherheit, mangelndes Gegenwartsinteresse, Einsamkeit, Überempfindlichkeit, Mutlosigkeit und Überfürsorge. Als er 1936 verstarb, hinterließ Edward Bach einen bis dahin völlig unbekannten Therapieansatz, der aufgrund unzähliger positiver Erfahrungen eine immer größere Bedeutung gewinnt.

**In diesem Handbuch stellen wir diesen Therapieansatz von Dr. Bach originalgetreu und umfassend dar und legen gleichzeitig zum ersten Mal eine systematische Zuordnung der sieben Bach-Gruppen und der achtunddreißig Bach-Blüten-Essenzen zu weiteren, ebenso bedeutenden Therapieformen vor und stellen ihr Zusammenwirken dar.**

Die Bach-Blüten-Therapie geht von der Wirksamkeit von feinstofflichen Schwingungen aus, genauso wie die Farbtherapie, wie Notfallhomöopathie, wie die Anwendung der zwölf Schüsslerschen Lebens- bzw. Mineralsalze und nicht zuletzt wie Meditation und Affirmationen.

Wir meinen, daß man in der Heilkunde einen vernünftigen Weg suchen soll, bewährte Therapien miteinander

**Kombination von Therapien**

anzuwenden, ohne dogmatisch nur einer einzigen den Vorrang vor allen anderen zuzumessen. Die richtige Schwingung heilt und komplementäre Schwingungen, die auf verschiedenen Ebenen von Körper, Geist und Seele ansetzen, können ihre Wirksamkeit gegenseitig verstärken.

Im folgenden wird zunächst die Bach-Blüten-Therapie beschrieben, später dann die anderen Heilweisen und ihre Wechselbeziehungen.

## *Die sieben Formen von Harmoniestörungen*

Edward Bach hatte sieben grundlegende Harmoniestörungen der Persönlichkeit als Ursache aller Krankheitserscheinungen erkannt. In seinem Büchlein »The Twelve Healers and Other Remedies« ordnet er die von ihm entdeckten achtunddreißig Bach-Blüten-Essenzen ausdrücklich sieben Gruppen zu.

In seinem Vorwort dazu heißt es: »Keine Wissenschaft, kein Wissen ist über die hier beschriebenen einfachen Methoden hinaus notwendig.«

Für uns bedeutet dies, daß zu seinen achtunddreißig Blüten-Essenzen keine anderen hinzugesucht werden müssen und daß seine eigenen Beschreibungen und Einordnungen der achtunddreißig Mittel durchaus genügen. Das schließt aber nicht aus, Edward Bachs feinstofflich und durch subtile Schwingungen wirkende Heil- und Harmonisierungsmethode mit anderen erprobten Naturheilweisen zu ergänzen und zu unterstützen! Kein verantwortlicher Heilkundiger würde eine anderweitig notwendige Diagnose und Therapie versäumen und sich nur auf einen Weg versteifen.

**Sieben Persönlichkeitstypen**

Eine Aufteilung in sieben Gruppen hatte Edward Bach bereits früher vorgenommen. Wie schon gesagt, entwikkelte und heilte er zunächst mit sieben Darmnosoden. Grundlage dafür war seine Entdeckung, daß Giftstoffe von bestimmten Bakterien im menschlichen Darm die Ursache von chronischen Krankheiten waren. Wenn die Gifte ausgeschleust wurden, verschwanden die Leiden. Daraufhin entwickelte er Darmbakterien-Impfstoffe und Darmnosoden.

Sein Ziel war allerdings, Impfstoffe und Nosoden durch reine Heilmittel aus der Natur zu ersetzen.

Er unterschied sieben Persönlichkeitstypen von Patienten mit sieben klar identifizierbaren Charakterstrukturen und Gemütssymptomen.

Wir sehen keinen Anlaß, diese Aufteilung in sieben Hauptgruppen aufzugeben, wie es manche Autoren heute tun. Wir meinen, uns auch in der Beschreibung der Gemütszustände, Symptome und Anwendungsgebiete an Edward Bachs eigene fundierte Erkenntnisse halten zu sollen und es dem Leser selbst freizustellen, weitergehende Interpretationen für sich herauszufinden.

Diese sieben Gruppen sind:

1. Angst
2. Unsicherheit
3. Mangelndes Interesse für die Gegenwart
4. Einsamkeit
5. Überempfindlichkeit für Einflüsse und Ideen
6. Mutlosigkeit – Verzweiflung
7. Übertriebene Sorge um das Wohl anderer

**Edward Bachs Grundsatz**

Edward Bachs Heilungsgrundsatz lautete: »Kümmere dich nicht um die Krankheit, denke nur an die Lebenseinstellung des Leidenden.«

Es folgen originalgetreu die Beschreibungen der achtunddreißig Bach-Blüten-Essenzen. (Die Zahl in Klammern hinter den Namen gibt ihre Numerierung nach Edward Bach – von 1 bis 38 – wieder.) Auf Seite 52 ff. finden Sie eine Übersicht zum schnelleren Auffinden der Mittel, nach den sieben Gruppen, alphabetisch und nach ihrer Numerierung geordnet.

## *1. Bei Angst*

**Die Bach-Blüten dieser Gruppe stärken das URVERTRAUEN**

Rock Rose – Gelbes Sonnenröschen (26)
Das Notfallmittel
- für Fälle, bei denen es keine Hoffnung mehr zu geben scheint;
- bei Unfällen oder plötzlicher Krankheit;
- wenn der Patient sich sehr fürchtet oder unter Schock steht;
- wenn der Zustand des Patienten so ernst ist, daß dies bei den Umstehenden große Angst auslöst.
- Wenn der Patient ohne Bewußtsein ist, kann man seine Lippen mit dem Mittel benetzen.

Andere Essenzen können zusätzlich notwendig werden – bei einer tiefschlafähnlichen Bewußtlosigkeit: Clematis (9); bei qualvollem Leiden: Agrimony (1); usw.

Mimulus – Gefleckte Gauklerblume (20)
Bei Furcht vor weltlichen Dingen und Angelegenheiten wie Krankheit, Schmerzen, Unfällen, Armut, Dunkelheit, Einsamkeit, Unglück, d. h. den sogenannten Alltagsängsten.

Für Menschen, die ihre Ängste still und heimlich mit sich herumschleppen und darüber nicht frei zu anderen sprechen.

Cherry plum – Kirschpflaume (6)
Bei Angst vor mentaler Überanstrengung, bei Furcht, den Verstand zu verlieren und fürchterliche bzw. gefürchtete Dinge zu tun, die man nicht zu tun wünscht und als falsch erkennt, während trotzdem Gedanken und Impulse auftreten, sie zu tun.

### Aspen – Zitterpappel (2)

Bei vagen, nicht erkennbaren Ängsten, für die es weder eine Erklärung noch einen Grund gibt.

Der Patient mag von Schrecken darüber erfüllt sein, daß sich etwas Entsetzliches ereignen wird, das er aber nicht genau bestimmen kann. Diese unerklärlichen Ängste können ihn sowohl nachts wie auch tagsüber verfolgen.

Menschen, die darunter leiden, trauen sich oft nicht, mit anderen über diese Probleme zu sprechen.

### Red Chestnut – Rote Kastanie (25)

Für Menschen, die es schwierig finden, sich um andere Menschen keine Sorgen zu machen.

Oft haben diese Menschen aufgehört, sich um sich selbst Sorgen zu machen, aber sie leiden viel um jene Menschen, denen sie zugeneigt sind, und sehen für diese Menschen oft unglückliche Ereignisse voraus.

## *2. Bei Unsicherheit*

**Die Bach-Blüten dieser Gruppe bauen das SELBSTBEWUSSTSEIN auf**

Cerato – Bleiwurz (5)
Für Menschen, denen es an ausreichendem Selbstbewußtsein mangelt, um ihre eigenen Entscheidungen zu treffen.

Sie suchen ständig nach Ratschlägen von anderen und werden dabei oft fehlgeleitet.

Scleranthus – Einjähriger Knäuel (28)
Für jene, die sehr darunter leiden, sich nicht zwischen zwei Dingen entscheiden zu können.

Üblicherweise handelt es sich um stille Menschen, die ihr Problem alleine tragen und es nicht mit anderen besprechen mögen.

Gentian – Bitterer Enzian (12)
Für Menschen, die sich leicht entmutigen lassen.

Sie mögen ihre Krankheit rasch überwinden oder gut in ihren Alltagsangelegenheiten vorankommen, aber jede kleine Verzögerung oder ein Hindernis im Fortschritt bewirken Zweifel und beeinträchtigen bald ihr Selbstvertrauen.

Gorse – Stechginster (13)
Bei sehr großer Hoffnungslosigkeit; für Menschen, die den Glauben aufgegeben haben, daß ihnen noch geholfen werden kann.

Solche Menschen mögen verschiedene Heilmittel und Therapien ausprobieren, um andere zufriedenzustellen oder weil sie dazu gedrängt werden, sie versichern aber bereits gleichzeitig ihrer Umwelt, daß sehr wenig Aussicht auf Besserung besteht.

### Hornbeam – Hainbuche (17)

Für Menschen, die meinen, daß es ihnen an ausreichender geistiger oder körperlicher Kraft fehle, um die ihnen aufgebürdete Lebenslast zu tragen.

Die Alltagsanforderungen scheinen ihnen unerfüllbar, obwohl sie im allgemeinen ihre Aufgaben erfolgreich erledigen.

Für jene, die glauben, daß irgend etwas an Verstand, Gemüt oder Körper erst gestärkt werden müsse, bevor sie ihre Arbeit leichter schaffen können.

### Wild oat – Waldtrespe (36)

Für Menschen,
- welche den Ehrgeiz haben, etwas Herausragendes im Leben zu vollbringen;
- die viel erleben und alles ihnen Erreichbare genießen wollen;
- die das Leben ausschöpfen wollen.

Ihre Unsicherheit bzw. Schwierigkeit besteht darin, sich über ihre berufliche Tätigkeit nicht klarzuwerden. Denn trotz starker Neigungen spüren sie keine eindeutige Berufung. Das kann zu Verzögerungen und Unzufriedenheiten führen.

## *3. Mangelndes Interesse für die Gegenwart*

**Die Bach-Blüten dieser Gruppe fördern die AKTIVE TEILNAHME AM LEBEN**

Clematis – Weiße Waldrebe (9)
Für Menschen, die träumerisch oder schläfrig sind und kein großes Interesse am Leben besitzen.

Es sind stille Menschen, die in ihren gegenwärtigen Umständen nicht wirklich glücklich sind und die mehr in der Zukunft als in der Gegenwart leben – in der Hoffnung auf glücklichere Zeiten, wenn ihre Ideale Wahrheit werden mögen.

Bei Krankheit unternehmen manche dieser Menschen wenig oder keinerlei Anstrengung, gesund zu werden, und sehnen sich in gewissen Fällen sogar nach dem Tod, wiederum in der Hoffnung auf bessere Zeiten oder in der Erwartung, »drüben« einen lieben verstorbenen Menschen zu treffen.

Honeysuckle – Jelängerjelieber (16)
Für Menschen, die viel in der Vergangenheit leben – vielleicht in einer Zeit großen früheren Glücks, in Erinnerungen an einen verstorbenen Freund oder an Ambitionen, die sich nicht verwirklichen ließen.

Sie erwarten kein größeres Glück mehr als das, welches sie bereits erlebt haben.

### Wild rose – Heckenrose (37)

Für jene,

- die sich anscheinend ohne erklärlichen Grund in alles schicken, was passiert;
- die einfach durchs Leben gleiten, es nehmen, wie es ist, ohne jede Bemühung, etwas zu verbessern und etwas Freude zu finden.

Solche Menschen haben sich klaglos dem Lebenskampf ergeben.

### Olive – Olive (23)

Für Menschen, die geistig oder körperlich viel gelitten haben und so erschöpft und überfordert sind, daß sie meinen, keine Kraft mehr zu besitzen, um irgendeine weitere Bemühung zu unternehmen.

Das tägliche Leben ist für sie freudlose, harte Arbeit.

### White chestnut – Weiße Kastanie (35)

Für jene, die nicht verhindern können, daß unerwünschte Gedanken, Ideen und Streitigkeiten ihr Gemüt besetzen. Das tritt normalerweise auf, wenn das Augenblicksinteresse nicht stark genug ist, um ihr Gemüt zu fesseln und zu erfüllen.

Bei Gedanken, die ständig Sorgen verursachen und auch dann wieder auftauchen, wenn man sie zeitweise verworfen hat. Sie scheinen laufend um einen zu kreisen und bewirken geistige Qualen.

Die Gegenwart solcher unerfreulicher Gedanken stört den Gemütsfrieden und behindert die Fähigkeit, sich auf die Arbeit oder die Freude des Tages zu konzentrieren.

Mustard – Ackersenf (21)
Für Menschen, die zeitweise schwermütigen Anwandlungen oder gar Verzweiflungsstimmungen erliegen, als ob eine kalte dunkle Wolke sie überschattet und Licht und Lebensfreude verbirgt. Für solche Anfälle mag es keinen Grund und keine Erklärung geben.

Unter solchen Bedingungen ist es fast unmöglich, sich glücklich oder heiter zu fühlen und dieses seinen Mitmenschen zu vermitteln.

Chestnut bud – Knospe der Roßkastanie (7)
Für jene, die sich Lebenserfahrungen und -beobachtungen nicht voll zunutze machen und die länger als andere brauchen, um die Lektionen des Alltags zu lernen.

Während für manche Menschen eine einzige Erfahrung genügen würde, um die entsprechende Einsicht zu gewinnen, finden es diese Menschen notwendig, mehrere, manchmal viele gleichartige Erfahrungen zu machen.

Deshalb stellen sie zu ihrem Bedauern fest, daß sie bei verschiedenen Gelegenheiten häufig denselben Irrtum begehen, wobei eine einmalige Erfahrung sie eigentlich davor behüten müßte oder wenn ihnen die Beobachtung anderer sogar diesen einen Fehler hätte ersparen können.

## *4. Bei Einsamkeit*

**Die Bach-Blüten dieser Gruppe führen zum Erleben des EINS-SEIN**

Water violet – Sumpfwasserfeder (34)
Für Menschen,
- die – ob gesund oder krank – allein sein wollen;
- die sehr still sind, sich lautlos bewegen, wenig und sanft sprechen;
- die unabhängig, tüchtig und selbstbewußt und fast völlig frei von der Meinung anderer sind.

Solche Menschen stehen über den Dingen, lassen andere in Ruhe und gehen ihre eigenen Wege; oft sind sie klug und talentiert. Ihre Ruhe und ihr innerer Frieden können ein Segen für die Umwelt sein.

Impatiens – Drüsentragendes Springkraut (18)
Für jene, die schnell in Gedanke, Wort und Tat sind und möchten, daß alles ohne Zögern oder Verzögerung geschieht.

Bei Krankheit warten sie ungeduldig auf rasche Genesung.

Sie empfinden es, als schwierig, Geduld für langsame Menschen aufzubringen, weil wie Langsamkeit als falsch und eine Zeitverschwendung betrachten; daher werden sie sich bemühen, solche Menschen in jeder Hinsicht rascher zu machen.

Oft ziehen sie es vor, allein zu arbeiten, damit sie alles in ihrem eigenen Tempo erledigen können.

## Heather – Heidekraut (14)

Für Menschen, die immer die Gesellschaft anderer suchen – wer immer auch gerade zur Verfügung stehen möge –, weil sie es als notwendig erachten, ihre eigenen Angelegenheiten mit anderen Personen zu besprechen.

Sie sind sehr unglücklich, wenn sie auch nur kurze Zeit allein sein müssen.

## *5. Bei Überempfindlichkeit für Einflüsse und Ideen*

**Die Bach-Blüten dieser Gruppe helfen, EIGENVERANTWORTUNG zu übernehmen**

Agrimony – Odermennig (1)
Für jene umgänglichen, jovialen, heiteren und humorvollen Zeitgenossen, die ihren Frieden lieben, sich von jeder Debatte oder jedem Streit sehr belastet fühlen und bereit sind, viel zu tun, um solche Unannehmlichkeiten zu vermeiden.

Obwohl sie im allgemeinen Probleme haben, ihr Gemüt oder ihr Körper darunter leidet und sie eigentlich unruhig und voller Sorge sind, verstecken sie das, was sie beschäftigt, hinter ihrem Humor und Witz. Sie gelten als sehr gute Freunde.

Oft mißbrauchen sie Alkohol oder Drogen, um sich zu stimulieren und sich so scheinbar zu helfen, ihre Prüfungen fröhlich zu ertragen.

Centaury – Tausendgüldenkraut (4)
Für Menschen, die freundlich, still und sanft sind, dabei übereifrig anderen dienen wollen und bei ihren Unternehmungen ihre Kräfte überschätzen.

Ihr Streben überwältigt sie derart, daß sie mehr zu Bediensteten als zu freiwilligen Helfern werden. Ihre Gutmütigkeit läßt sie mehr als ihren Arbeitsanteil übernehmen, und dann kann es ihnen passieren, daß sie ihre eigene Lebensaufgabe vernachlässigen.

### Walnut – Walnuß (33)

Für diejenigen, die feste Ideale und Ambitionen im Leben verfolgen und meistens auch erreichen, aber bei seltenen Gelegenheiten durch Begeisterung, Überzeugungskraft oder kraftvoll vertretene Ansichten anderer in Versuchung geführt werden, von ihren eigenen Ideen, Zielen und Arbeiten abzukommen.

Dieses Mittel bietet Beständigkeit und Schutz vor äußeren Einflüssen.

### Holly – Stechpalme (15)

Für Menschen, die bisweilen von negativen Gedanken wie Eifersucht, Neid, Rachsucht und Mißtrauen befallen werden; für die verschiedenen Formen von Ärger und Irritationen.

Sie leiden viel, obwohl sie keinen tatsächlichen Grund dazu haben.

## *6. Bei Mutlosigkeit – Verzweiflung*

**Die Bach-Blüten dieser Gruppe geben ZUVERSICHT**

Larch – Lärche (19)
Für solche,
- die sich für nicht so gut und tüchtig halten wie die Menschen ihrer Umgebung;
- die ständig erwarten zu versagen und meinen, daß sie niemals erfolgreich sein werden.

Diese Menschen wagen nichts und machen auch keine wirklich kraftvollen Anstrengungen, um Erfolg zu haben.

Pine – Föhre (24)
Für Menschen, die die Schuld immer bei sich selber suchen, die selbst im Erfolg denken, daß sie noch besser hätten sein können, und die mit ihren Bemühungen oder den Ergebnissen nie zufrieden sind.

Solche Menschen arbeiten hart und leiden viel unter Fehlern, welche sie sich selbst zuschreiben.

Wenn manchmal ein Fehler passiert, der eindeutig von einem anderen verursacht wurde, übernehmen sie sogar dafür noch die Verantwortung.

Elm – Ulme (11)
Für jene, die gute Arbeit leisten, ihrer Berufung treu folgen und hoffen, etwas Wichtiges zu vollbringen, das dem Wohl der Menschheit dient.

Sie können aber bisweilen Zeiten der Niedergeschlagenheit erfahren, in denen sie meinen, daß die verfolgte Aufgabe zu schwierig und nicht mit menschlichen Kräften zu bewältigen sei.

**Sweet chestnut – Edelkastanie (30)**

Für Augenblicke,
- wenn die Verzweiflung unerträglich scheint;
- wenn Geist, Gemüt oder Körper spüren, daß man bis zur äußersten Grenze der Belastbarkeit gegangen ist und jetzt daran zu zerbrechen droht;
- wenn es so aussieht, als ob man nichts als Zerstörung und Vernichtung zu erwarten hat.

**Star of Bethlehem – Goldiger Milchstern (29)**

Für Menschen, die stark unter Umständen leiden, wodurch sie zeitweise sehr unglücklich werden.

Dazu gehören Schock durch traurige Nachrichten, der Verlust eines lieben Menschen, die Angst nach einem Unfall usw.

Jenen, die es vorübergehend ablehnen, Trost zu empfangen, bringt dieses Mittel Linderung.

**Willow – Weide (38)**

Für die Menschen, die Anfeindungen oder Schicksalsschläge erleiden und diese schwer ohne Klagen und Verbitterung annehmen können, da sie das Leben hauptsächlich danach beurteilen, welche Erfolge es mit sich bringt.

Sie finden, daß sie diese schweren Prüfungen nicht verdient haben, sie fühlen sich ungerecht behandelt und werden dabei verbittert.

Oft sind sie weniger an jenen Dingen des Lebens interessiert, an denen sie früher Freude hatten, und nehmen daran auch weniger aktiv teil.

## Oak – Eiche (22)

Für diejenigen,

- die sich anstrengen und sehr darum kämpfen, gesund zu werden;
- die sich im Alltag sehr anstrengen und kämpfen und eins nach dem anderen versuchen, obwohl ihr Fall hoffnungslos erscheinen mag.

Sie fahren trotzdem fort zu kämpfen und sind mit sich selbst unzufrieden, wenn sie durch Krankheit in ihren Pflichten oder bei der Hilfe für andere behindert werden.

Es handelt sich um tapfere Menschen, die gegen große Schwierigkeiten ankämpfen, ohne die Hoffnung zu verlieren oder in ihrem Bemühen nachzulassen.

## Crab apple – Holzapfel (10)

Dies ist das Reinigungs- und Entgiftungsmittel.

Es ist für jene Menschen, die spüren, daß sie etwas Unreines an sich oder in sich haben.

Oft ist das Unreine etwas scheinbar Unwichtiges; in anderen Fällen mag es sich um eine ernsthafte Krankheit handeln, die fast übersehen wird, weil man sich auf anderes konzentriert.

Beide Charaktere sind ängstlich darum bemüht, sich von jener einen Sache zu befreien, die ihr Gemüt am stärksten in Anspruch nimmt und die ihrer Meinung nach auf jeden Fall geheilt werden muß.

Sie neigen zur Verzweiflung, wenn eine Behandlung versagt.

Als Reinigungsmittel kann dieses Mittel auch Wunden reinigen, falls der Patient Anlaß zu glauben hat, daß irgendein Gift in seinen Körper eingedrungen ist, was entfernt werden muß.

## *7. Bei übertriebener Sorge um das Wohl anderer*

**Die Bach-Blüten dieser Gruppe führen zu besserer UNTERSCHEIDUNGSKRAFT**

Chicory – Wegwarte (8)
Für Menschen, die sehr auf die Bedürfnisse anderer achten, dazu neigen, sich übertrieben um Kinder, Verwandte oder Freunde zu sorgen, und immer irgend etwas finden, was zurechtgerückt werden muß.

Ständig korrigieren sie etwas, was sie als falsch erachten, und haben Freude daran. Sie wünschen, daß jene, um die sie sich kümmern, um sie herum sind.

Vervain – Eisenkraut (31)
Für Menschen mit festen Prinzipien und fixen Ideen, die sie für richtig halten und selten ändern.

Sie hegen den großen Wunsch, ihre ganze Umgebung zu ihren Lebensanschauungen zu bekehren.

Sie sind willensstark und legen viel Mut an den Tag, wenn sie von denjenigen Dingen, die sie anderen vermitteln wollen, überzeugt sind.

Bei Krankheit arbeiten sie auch dann weiter, wenn andere ihre Pflichten längst aufgegeben hätten.

Vine – Weinrebe (32)
Für sehr tüchtige Menschen, die sich ihrer Fähigkeiten sicher sind und auf ihren Erfolg vertrauen.

Aufgrund dieser Selbstsicherheit denken sie, daß es zum Besten ihrer Mitmenschen wäre, wenn sich diese von derselben Lebensart überzeugen ließen, wie sie selbst sie haben oder wie sie sie für richtig halten.

Selbst bei Krankheit werden sie ihren Pflegern Anweisungen geben.

Diese Menschen können in Notfällen sehr wichtig und hilfreich sein.

Beech – Rotbuche (3)

Für jene, die das Bedürfnis verspüren, mehr Gutes und mehr Schönheit in ihrer Umwelt zu sehen, und die, obwohl vieles falsch bzw. schlecht erscheint, die Fähigkeit entwikkeln möchten, das Gute im Inneren zu entdecken.

Damit können sie toleranter, nachgiebiger und verständnisvoller dafür werden, daß jedes Individuum und alle Dinge auf ihre eigene Vollendung hinarbeiten.

(Anmerkung: Das in diesem Fall etwas kryptisch formulierte englische Original hat manche Interpreten dazu verleitet, ziemlich willkürliche eigene Deutungen anzubieten, wie z. B. *Beech* als Mittel bei Intoleranz, Kritiksucht und Urteilssucht zu empfehlen. Dem können wir uns aufgrund unserer Erfahrungen nicht anschließen. Es handelt sich bei den unter *Beech* fallenden Gemütszuständen gerade darum, daß diese Menschen das Wohl ihrer Mitmenschen im Auge haben und eben nicht einfach nur intolerant und kritiksüchtig sind. Man darf nicht übersehen, daß *Beech* in der siebten Gruppe »Übertriebene Sorge um das Wohl anderer« aufgeführt wird!)

Rockwater – Heilquellwasser (27)

Für Menschen,

- die in ihrer Lebensführung sehr strikt sind;
- die sich viele Freuden und Genüsse des Lebens versagen, weil sie meinen, daß diese ihre Arbeit stören könnten.

Sie sind sich selbst strenge Meister. Sie möchten gesund, stark und attraktiv sein und werden alles tun, was ihnen dabei Hilfe verspricht. Sie hoffen, ein Beispiel für andere zu sein, die ihren Ideen folgen und daran wachsen sollen.

## *Das Rescue Remedy*

**Notfallmittel**

Edward Bach fand Anfang der dreißiger Jahre heraus, daß die Kombination von fünf Einzel-Essenzen als Notfallmittel, das sogenannte *Rescue Remedy* oder Erste-Hilfe-Mittel, besonders wirksam ist.

Dieses *Rescue Remedy* enthält in Tropfenform:
- **Star of Bethlehem** (29) bei Schock
- **Rock Rose** (26) bei Schrecken und Panik
- **Impatiens** (18) bei mentalem Streß und Spannungszuständen
- Cherry Plum (6) bei Verzweiflung
- **Clematis** (9) bei Abwesenheitsgefühlen, die manchmal Vorboten von Ohnmacht oder Bewußtlosigkeit sind.

Die *Rescue-Remedy-Salbe* enthält zusätzlich:
- **Crab Apple** (10) zur Reinigung.

Das Bach Centre in Mount Vernon berichtet, wie Edward Bach das *Rescue Remedy* zum ersten Mal anwandte.

Ein kleines Frachtschiff, voll beladen mit Ziegeln und Kacheln, zerschellte vor der Küste von Cromer in einem Sturm. Die beiden Seeleute an Bord hangelten sich mühevoll zum noch über die Brandung ragenden Mast empor, um dort Stunden auszuharren, bis ein Rettungsboot sie durch die stürmische See ansteuern konnte.

Der jüngere der beiden Seeleute war bei der Rettung bereits bewußtlos und blau im Gesicht, seine Montur steif vor Seesalz. Edward Bach benetzte seine Lippen mit dem *Rescue Remedy*, um ihm über den großen Schock hinwegzuhelfen. Der Mann gewann sein Bewußtsein sogleich zurück, setzte sich auf und konnte sich aufwärmen und versorgen lassen. (Vergleiche auch Nora Weeks Buch über Edward Bachs Leben, siehe Literaturverzeichnis.)

**Notfälle** Das *Rescue Remedy* wird bei allen größeren oder kleineren Notfällen eingesetzt; z. B. bei

- großen Sorgen
- schlechten Nachrichten
- nach einem Unfall oder Unglück
- kleineren Schnitten oder Stichen
- Angstzuständen
- Schock, Schreck und Panik
- tiefer Verzweiflung
- übermäßiger Anspannung usw.

Auch das *Rescue Remedy* ersetzt nicht die heilkundige Behandlung!

Es dient vielmehr als Erste Hilfe, um den Patienten wieder zu beruhigen und sein Vertrauen in sich selbst und seine rasche Heilung bzw. Besserung aufzubauen oder wiederherzustellen, bis ein sachkundiger Heiler aufgesucht werden kann.

Deshalb empfiehlt es sich, ein Fläschchen *Rescue Remedy* zu Haus, im Auto, am Arbeitsplatz und in der Handtasche immer parat zu haben.

# *Anwendung, Dosierung und Praxistips*

Die wichtigsten Hinweise zur Anwendung sind:

1. Mit den Bach-Blüten-Essenzen wird der Mensch, nicht die Krankheit behandelt. (Die richtige Schwingung heilt!) Es geht nicht um den Namen der Krankheit oder die Symptome, sondern um den Gemütszustand (Angst, Unsicherheit usw.) des Patienten; die disharmonische Schwingung der Persönlichkeit wird wieder auf die harmonischen Schwingungen der Seele bzw. des Selbst eingestellt.

**Nur echte Bach-Blüten-Essenzen**

2. Wir meinen aufgrund der eigenen langjährigen Erfahrung in der Heilpraxis sowie aufgrund von intensivem Gedankenaustausch in Europa und den USA, daß *nur* die Bach-Blüten-Essenzen aus dem Dr. Edward Bach Centre, Mount Vernon, die Gewähr der rechten Zubereitung, Reinheit und Wirksamkeit im Sinne Edward Bachs bieten (Bezugsquellennachweis siehe Seite 215). Sollte einmal aus politischen oder wirtschaftlichen Gründen ein Bezug dieser Bach-Blüten-Essenzen nicht mehr möglich sein, verweisen wir auf die von Edward Bach selbst gegebenen Hinweise zur Selbstzubereitung (siehe Seite 55 f.) und auf das hervorragende Buch von Julian und Martine Barnard: »The Healing Herbs of Edward Bach. A Practical Guide to Making the Remedies« (siehe Literaturverzeichnis).
3. Die einfachsten Methoden zur Bestimmung des rechten Mittels bestehen in folgenden alternativen bzw. sich ergänzenden Schritten:

a) Man prüft, unter welche der sieben Gruppen der derzeitige Gemütszustand fällt; dann liest man die einzelnen Beschreibungen und nimmt jene Blüten-Essenz, deren Beschreibung der Verfassung des Hilfesuchenden am nächsten kommt.

b) Manche Menschen möchten sich rein intuitiv und von innen heraus, von ihrer Seele oder ihrem Selbst, leiten lassen. Dann kann man sich eines Pendels, eines Bio-Tensors oder einer ähnlichen Sache bedienen.

**Bach-Blüten-Farbkarten**

Wir haben – auch zur Erleichterung beim Herausfinden der richtigen Bach-Blüten-Essenzen und ihrer jeweiligen Schwingungen – die ersten Bach-Blüten-Farbkarten entwickelt, die gesondert vorgestellt und behandelt werden (siehe Seite 205 ff.).

Es kann sein, daß mehr als ein Mittel richtig zu sein scheint. Die bisherigen Erkenntnisse erlauben Kombinationen; manche Fachleute empfehlen bis maximal drei Mittel, andere bis zu sechs. Fangen Sie am besten mit nicht mehr als einem, zwei oder maximal drei an.

Ein ausgeklügeltes, komplizierteres Vorgehen ist unserer Erfahrung nach nicht hilfreich, sondern eher verwirrend. Edward Bach hat in der einzigen, noch von ihm selbst verfaßten Erklärung zu den Bach-Blüten-Essenzen und deren Anwendung eindeutig festgestellt: »Keine Wissenschaft, kein Wissen ist über die hier beschriebenen einfachen Methoden hinaus notwendig.«

Zur Dosierung eine Vorbemerkung:

**Keine Nebenwirkungen**

Da die Bach-Blüten-Essenzen rein und unschädlich sind, braucht man keine Angst davor zu haben, sie zu viel oder zu oft einzunehmen, obwohl indes nur wenige Tropfen zur Wirksamkeit der Dosierung notwendig sind. Keines der Mittel kann schaden, falls man sich zum Beispiel bei der Wahl eines Mittels getäuscht haben sollte!

Zur Erinnerung: Wenn die richtige *Schwingung* uns heilt,

dann geht es nicht um die Quantität, sondern um die Qualität des Heilmittels.

Dosierung:

Die Fläschchen aus dem Bach Centre, Mount Vernon, sind sogenannte »stock bottles«: Vorratsfläschchen, die die Bach-Blüten-Essenzen als »Konzentrat« enthalten.

Aus diesem »Konzentrat« entnimmt man nun 2 (zwei!) Tropfen und gibt sie in ein mittelgroßes Arzneifläschchen bzw. Tropffläschchen (für ca. 20 bis 30 ml bzw. Gramm).

Dieses Fläschchen wird mit reinem, frischem Quell- oder Brunnenwasser aufgefüllt; falls man sich hinsichtlich der Reinheit des Wassers im unklaren sein sollte oder kühles Leitungswasser zum Auffüllen benutzt, gibt man einen Teelöffel Weinbrand zur »Konservierung« des Wassers dazu. (Destilliertes Wasser ist nicht empfehlenswert, da es »tot« ist.)

**Vorratsfläschchen und Verdünnungen**

(Sowohl die Vorratsfläschchen (»stock bottles«) wie die Verdünnungen sollten kühl aufbewahrt werden, vor allem in wärmeren Klimazonen.)

Aus diesem Wasserfläschchen, in dem nur 2 bis 4 Tropfen der Bach-Blüten-Essenz enthalten sind (oder eventuell 2 mal 2 oder 3 mal 3, falls man zwei oder drei Bach-Blüten-Essenzen als passend gewählt hat und sie nun mischt; **wichtig**: *Rescue Remedy* gilt als *ein* Mittel, obwohl es aus fünf Essenzen besteht),

- nimmt man im Regelfall *4 mal 4 Tropfen pro Tag*, direkt auf die Zunge oder in wenig Wasser, Saft usw. aufgelöst, und behält sie eine kurze Zeit im Mund.
- Es ist günstig, als erstes am Morgen und als letztes am Abend die Bach-Blüten-Tropfen einzunehmen.
- Die Dauer der Einnahme bemißt sich danach, wie lange der jeweils zu harmonisierende Gemütszustand andauert – und nicht danach, wie lange die Krankheitssymptome auftreten.

Edward Bach hat darüber hinaus empfohlen,
- daß man in Notfällen auch einige Tropfen alle paar Minuten verabreicht, bis eine Veränderung eintritt,
- in schweren Fällen ungefähr halbstündlich
- und bei chronischen Fällen etwa alle 3 bis 4 Stunden so, wie es der Patient möchte;
- daß bei Bewußtlosigkeit die Lippen benetzt werden,
- daß man auch feuchte Umschläge bei Schmerzen, Entzündungen oder ähnlichem machen kann, wozu man einige Tropfen aus der Vorratsflasche in eine Wasserschüssel gibt und mit diesem Wasser das Tuch für den Umschlag befeuchtet;
- daß es mitunter auch nützlich sein könne, einige Tropfen eines passenden Mittels in das Badewasser oder auf den Badeschwamm zu geben.

**Rescue-Remedy-Salbe**

Die *Rescue-Remedy-Salbe* wird *äußerlich* angewendet, wie auch alle Bach-Blüten-Tropfen äußerlich angewendet werden können.
- Die Salbe kann dünn auf Stiche, Bisse, Verbrennungen, Zerrungen, Verstauchungen, Geschwüre usw. aufgetragen werden.
- Die Tropfen (aus der Verdünnung oder notfalls aus den Vorratsfläschchen) können auf ein feuchtes Tuch oder einen Schwamm geträufelt werden, mit dem man Stirn, Wangen, Schläfen oder betroffene Körperpartien bzw. Gliedmaßen benetzt.
- Sowohl die Salbe als auch mit Wasser verdünnte Tropfen können bei Massagen benutzt werden.
- Die *Rescue-Remedy-Tropfen* werden als Notfallmittel häufig auch unverdünnt direkt auf Zunge, Stirn oder betroffene Körperstelle gegeben (nicht bei offenen Wunden!).

Die Bach-Blüten-Essenzen zeitigen keinerlei Neben- bzw. Nachwirkungen. Es existiert keine Gefahr der Falsch- oder Überdosierung. Sie beeinträchtigen andere verschriebene Medikamente nicht und werden dadurch auch nicht selbst in ihrer Wirkung beeinflußt!

(Hinweise zur Beschaffung der Bach-Blüten-Essenzen in Form von »stock bottles« bzw. Vorratsfläschchen siehe Bezugsquellenhinweise Seite 215).

**Bezugsquellen**

Je nach gesetzlicher Regelung sind die Bach-Blüten-Essenzen auch in guten Apotheken erhältlich (viele Naturheilmittel sind zur Zeit der Drucklegung aufgrund von Interessen bestimmter pharmazeutischer Unternehmen, materialistisch denkender »Gesundheitsexperten«, des Bundesgesundheitsamtes sowie mancher Politiker, die uns bevormunden wollen, davon bedroht, vom freien Markt zu verschwinden). Wenn man dies möchte, wird der erfahrene Apotheker die gewünschten Mischungen nach eigenen Angaben bzw. nach Rezept zubereiten. (Es bleibt umstritten, ob es richtig war, die Bach-Blüten-Essenzen in der Bundesrepublik als »Arzneimittel« anzumelden und eintragen zu lassen, oder ob nicht die Einfuhr als freiverkäufliches »Nahrungsmittel« besser gewesen wäre. In den USA z. B. kann man die Bach-Blüten problemlos in Reform- und Alternativläden beziehen.)

Für den hoffentlich nie eintretenden Fall, daß diese Essenzen überhaupt nicht mehr frei verfügbar sein sollten, finden Sie, wie erwähnt, eine knappe Anleitung zur Selbstzubereitung auf Seite 55 f. Die wirkungsvolle Kombination, Ergänzung und Verstärkung der Heilschwingungen der Bach-Blüten-Essenzen mit anderen natürlichen Heilweisen werden in den folgenden Kapiteln ausführlich und zugleich direkt praktisch anwendbar erklärt.

Zuvor möchten wir Ihnen eine Aufstellung zum einfachen Auffinden der Bach-Blüten geben.

# *Die Bach-Blüten-Essenzen im Überblick*

## *Bach-Blüten-Verzeichnis*

nach den sieben Hauptgruppen von Dr. Bach


| | 1. Angst | Seite |
|---|---|---|
| Rock Rose (26) | Gelbes Sonnenröschen | 28 |
| Mimulus (20) | Gefleckte Gauklerblume | 28 |
| Cherry Plum (6) | Kirschpflaume | 28 |
| Aspen (2) | Zitterpappel | 29 |
| Red Chestnut (25) | Rote Kastanie | 29 |
| | **2. Unsicherheit** | |
| Cerato (5) | Bleiwurz | 30 |
| Scleranthus (28) | Einjähriger Knäuel | 30 |
| Gentian (12) | Bitterer Enzian | 30 |
| Gorse (13) | Stechginster | 30 |
| Hornbeam (17) | Hainbuche | 31 |
| Wild Oat (36) | Waldtrespe | 31 |
| | **3. Mangelndes Interesse für die Gegenwart** | |
| Clematis (9) | Weiße Waldrebe | 32 |
| Honeysuckle (6) | Jelängerjelieber | 32 |
| Wild Rose (37) | Heckenrose | 33 |
| Olive (23) | Olive | 33 |
| White Chestnut (35) | Weiße Kastanie | 33 |
| Mustard (21) | Ackersenf | 34 |
| Chestnut Bud (7) | Knospe der Roßkastanie | 34 |

### 4. Einsamkeit

| | | Seite |
|---|---|---|
| Water Violet (34) | Sumpfwasserfeder | 35 |
| Impatiens (18) | Drüsentragendes Springkraut | 35 |
| Heather (14) | Heidekraut | 36 |

### 5. Überempfindlichkeit für Einflüsse und Ideen

| | | |
|---|---|---|
| Agrimony (1) | Odermennig | 37 |
| Centaury (4) | Tausendgüldenkraut | 37 |
| Walnut (33) | Walnuß | 38 |
| Holly (15) | Stechpalme | 38 |

### 6. Mutlosigkeit – Verzweiflung

| | | |
|---|---|---|
| Larch (19) | Lärche | 39 |
| Pine (24) | Föhre | 39 |
| Elm (11) | Ulme | 39 |
| Sweet Chestnut (30) | Edelkastanie | 40 |
| Star of Bethlehem (29) | Goldiger Milchstern | 40 |
| Willow (38) | Weide | 40 |
| Oak (22) | Eiche | 41 |
| Crab Apple (10) | Holzapfel | 41 |

### 7. Übertriebene Sorge um das Wohl anderer

| | | |
|---|---|---|
| Chicory (8) | Wegwarte | 42 |
| Vervain (31) | Eisenkraut | 42 |
| Vine (32) | Weinrebe | 42 |
| Beech (3) | Rotbuche | 43 |
| Rock Water (27) | Heilquellwasser | 44 |

Das **Rescue Remedy** zählt nicht zu einer der sieben Gruppen, sondern steht für sich.

## *Bach-Blüten-Verzeichnis*

nach dem Alphabet und der fortlaufenden Numerierung durch das Dr. Edward Bach Centre, Mount Vernon


| | Seite |
|---|---|
| Agrimony (1) | 37 |
| Aspen (2) | 29 |
| Beech (3) | 43 |
| Centaury (4) | 37 |
| Cerato (5) | 30 |
| Cherry Plum (6) | 28 |
| Chestnut Bud (7) | 34 |
| Chicory (8) | 42 |
| Clematis (9) | 32 |
| Crab Apple (10) | 41 |
| Elm (11) | 39 |
| Gentian (12) | 30 |
| Gorse (13) | 30 |
| Heather (14) | 36 |
| Holly (15) | 38 |
| Honeysuckle (16) | 32 |
| Hornbeam (17) | 31 |
| Impatiens (18) | 35 |
| Larch (19) | 39 |
| Mimulus (20) | 28 |
| Mustard (21) | 34 |
| Oak (22) | 41 |
| Olive (23) | 33 |
| Pine (24) | 39 |
| Red Chestnut (25) | 29 |
| Rock Rose (26) | 28 |
| Rock Water (27) | 44 |
| Scleranthus (28) | 30 |
| Star of Bethlehem (29) | 40 |
| Sweet Chestnut (30) | 40 |
| Vervain (31) | 42 |
| Vine (32) | 42 |
| Walnut (33) | 38 |
| Water Violet (34) | 35 |
| White Chestnut (35) | 33 |
| Wild Oat (36) | 31 |
| Wild Rose (37) | 33 |
| Willow (38) | 40 |

Rescue Remedy (ohne Numerierung) 45

## *Anleitung zur Selbstzubereitung*

Wir möchten ausdrücklich wiederholen, daß wir die Selbstzubereitung nicht für den Normal-, sondern nur für den Notfall empfehlen. (Die Schwierigkeiten bei der Selbstzubereitung liegen unter anderem im Zugang zu sehr frischen, gesunden Blüten kräftiger, naturbelassener Pflanzen, zudem in einer Artenvielfalt, wie man sie nicht ohne weiteres an einem Ort vorfindet.)

Es gibt nach Edward Bach zwei Methoden der Zubereitung: die »Sonnenschein-Methode« und die »Kochmethode«.

**Die Sonnenmethode**

Man nimmt eine dünnwandige Glasschüssel, die mit dem reinsten Wasser gefüllt wird, das zur Verfügung steht (wenn möglich, mit Wasser aus einer nahen, frischen, reinen Quelle).

Die entsprechenden Blüten werden von den Pflanzen gepflückt und umgehend auf die Wasseroberfläche gelegt, so daß sie diese schwimmend ganz bedecken.

Man läßt die Schüssel mit den Blüten drei oder vier Stunden im strahlenden Sonnenlicht stehen (kürzer nur dann, wenn die Blüten erste Zeichen des Verwelkens zeigen).

Dann nimmt man die Blüten vorsichtig aus der Schüssel und gießt das Wasser in saubere Flaschen, die nur halb gefüllt werden.

Dieses Wasser wird mit ungefähr der gleichen Menge Weinbrand oder Cognac (Brandy) zur Haltbarmachung des Wassermittels aufgefüllt.

Das sind unsere Vorratsflaschen, die sogenannten »stock

bottles«, aber nicht die Anwendungstropfen zur direkten Einnahme!

Aus diesen Flaschen werden wenige Tropfen für die Zubereitung der Dosierfläschchen entnommen, wie dies zuvor beschrieben wurde (siehe Seite 49).

Mittels der **Sonnenmethode** werden folgende Bach-Blüten-Essenzen zubereitet: Agrimony, Centaury, Cerato, Chicory, Clematis, Gentian, Gorse, Heather, Impatiens, Mimulus, Oak, Olive, Rock Rose, Rock Water, Scleranthus, Wild Oat, Vervain, Vine, Water Violet, White-Chestnut-Blüten (!). **Rock Water**, Heilquellwasser aus naturbelassenen und unverbauten Quellen, kann – nachdem man es sich, frisch geschöpft, in einer oben offenen Glasschüssel im Sonnenschein noch weiter »aufladen« läßt – auf die gleiche Weise haltbar gemacht und benutzt werden.

**Die Kochmethode**

Die restlichen Bach-Blüten-Essenzen werden in sauberem, reinem Wasser eine halbe Stunde lang gekocht.

Anschließend gießt man die Flüssigkeit durch ein Sieb oder am besten durch ein sauberes Leinentuch und einen Trichter in Flaschen, die nicht zu kalt sein dürfen, damit sie nicht platzen, und läßt die Flüssigkeit abkühlen. Danach füllt man sie wieder mit Weinbrand auf.

**Weitere Hinweise**

Knospe der Roßkastanie: Die Knospen werden vom weißen Kastanienbaum gepflückt, gerade bevor sie aufbrechen.

Bei den anderen Mitteln sollten die Blüten zusammen mit kleinen Stückchen der Stengel zum Kochen verwendet werden; wenn es junge Blätter gibt, nimmt man davon ebenfalls einige.

Obwohl manche dieser Pflanzen ursprünglich aus Südeuropa und Vorderindien stammen, sind sie doch inzwischen in Mitteleuropa heimisch.

Weitere Informationen erteilen das Dr. Edward Bach Centre, Mount Vernon, und das Bach Education Programme (siehe Seite 215).

2. Kapitel

# *Die Energie der Farben und unsere Gesundheit*

# *Die Kraft der Farben*

Wir leben inmitten von Farben, die Natur steckt voller Farben. Farben sind Schwingungen, Farben sind Energien. Farbe ist Licht, und Farbe ist Leben. Jede Farbe ist allerdings nur *ein Teil* des Lichts. Die Farbbrechung des weißen Sonnenlichts durch ein Prisma ist wohlbekannt. Jede Farbe ist *Teil einer Ganzheit.* Disharmonie in dieser Ganzheit führt zu seelischen und körperlichen Mißstimmungen und schließlich zu Krankheiten.

**Bewußter Umgang mit Farben**

Dieses Kapitel dient als praktische Hilfe, um bewußter mit Farben umzugehen, ihre Energien zu erkennen und einzusetzen. Aber wie selten nehmen wir Farben bewußt wahr. Dabei sprechen wir sogar ausdrücklich vom Morgen- und vom Abendrot, der gelben Sonne, dem blauen Himmel, weißen Schäfchen- und schwarzen Gewitterwolken, den grünen Wiesen, bunten Sommerblumen, gelben Herbstblättern, weißem Sand und blauem Meer...

Aus der Literatur kennen wir die »blaue Blume« der Romantik. Der Volksmund sagt: Grün ist die Hoffnung, Rot ist die Liebe, Gelb ist die Eifersucht, Blau ist die Treue, Schwarz ist die Trauer (bei den Chinesen ist bekanntlich Weiß die Trauerfarbe), Weiß ist die Reinheit – was das althergebrachte reinweiße Hochzeitskleid symbolisiert–, und er kennt die »weiße Weste«.

Wenn Sie anfangen, darüber nachzusinnen, fallen Ihnen wahrscheinlich noch eine ganze Reihe weiterer Beispiele ein. Allein die gedankliche Beschäftigung mit oder die gefühlsmäßige Einstellung auf Farben läßt uns ein ganzes Spektrum von Regenbogenfarben innerlich sehen oder so-

**Äußere und innere Farben**

gar fühlen. Und dabei gibt es außer den »materiellen« Farben noch eine überraschende Fülle anderer, metaphysischer oder »astraler« Farben, für die gewisse Menschen empfänglich sind.

Unsere Alltagssprache beschreibt nicht nur die Natur um uns herum in ihren Farben, wir kennzeichnen uns selbst ebenfalls mit Farben. Man sagt: »Der ist ja blau.« Oder jemand sei schwarz vor Ärger, gelb oder grün vor Neid, rot vor Zorn oder Aufregung, blau vor Kälte, gelb vor Ärger usw. Und manche lügen das Blaue vom Himmel herunter.

Verliebte sehen die Welt durch eine rosa Brille, das passiert aber auch solchen Menschen, die von irgend etwas übermäßig begeistert sind und dabei die Wirklichkeit nicht mehr *ganz* wahrnehmen können. Wer bei einer Lüge ertappt wird, bekommt vielleicht rote Ohren. Man ist weiß vor Schreck oder Angst. Wir kennen alle irgendeinen gewohnheitsmäßigen Schwarzseher in unserer Umgebung und stellen fest, ob Urlauber Farbe im Gesicht bekommen haben oder nicht. Diese Farbbezeichnungen sind nicht zufällig entstanden! Sie gehen vielmehr auf konkrete Beobachtungen zurück: Jemand wird tatsächlich im Gesicht tiefrot vor Zorn oder kalkweiß vor Schreck.

Wenn wir sagen: »Du wirst ja ganz gelb vor Neid« (oder Ärger), so ist die betreffende Person im Normalfall natürlich (noch) nicht wirklich gelb. Dennoch: Wenn man ständig von Neid oder Ärger erfüllt ist, legt sich das auf die Leber und schließlich auf die Galle. Deren Fehlfunktion führt dann dazu, daß sich die Haut oder das Weiß der Augen wirklich langsam gelblich oder sogar grünlich verfärbt.

**Seelische Ursachen – körperliche Wirkungen**

Damit sind wir beim Zusammenhang zwischen »unsichtbaren« seelischen Ursachen und »sichtbaren« körperlichen Auswirkungen. Darum geht es ja in diesem Handbuch: Wie beeinflussen unsere seelischen Schwingungen unser körperliches Wohlbefinden? Wie hängen Körper, Geist und Seele, wie hängen Spüren, Fühlen, Denken und Sein zusammen? Wie können wir ein ganzheitliches, gesundes und glückliches Leben verwirklichen?

Vorliebe für und Abneigung gegen eine bestimmte Farbe lassen Rückschlüsse auf Lebenseinstellungen, Gemütszustände und sogar körperliches Befinden zu. Dazu ein Beispiel aus der Praxis:

Eine uns bekannte junge Frau hat eine generelle Abneigung gegen Rot. Dies wurde ihr direkt bewußt, als sie eines Tages in einen Raum kam, in dem ein tomatenroter Vorhang vor einer Fenstersüdfront zugezogen war, durch den das Sonnenlicht strahlte. Ihr wurde körperlich übel, sie fühlte Aggressionen in sich aufsteigen und mußte den Raum verlassen.

Diese Frau ist vom sogenannten Konstitutionstyp her sanguinisch veranlagt: Ihr Blut gerät leichter in Wallung als zum Beispiel bei einem phlegmatischen oder melancholischen Typ. Aber es sind in einem solchen Fall auch andere Ursachen zu erforschen, etwa »Unsicherheit« und/oder »Einsamkeit« gemäß den Bach-Blüten-Gruppen bzw. Angst vor der Auseinandersetzung mit aktiven »Rot-Kräften«, wenn man es tiefenpsychologisch untersucht.

**Ganzheitliche Diagnoseverfahren**

Hier setzen ganzheitliche Diagnoseverfahren – über die Konstitutionstypen, Kirlianfotografie, Antlitzdiagnose und Intuition – und Therapieformen – Bach-Blüten-Essenzen, Farbtherapie zum Beispiel mit Komplementärfarben usw. – ein, um durch die psychische Harmonisierung das körperliche Befinden spürbar zu verbessern.

Wir haben gesagt, Farbe sei Leben. Leben ist eine schöpferische Entwicklung, die sich nach bestimmten Gesetzmäßigkeiten und in Zyklen vollzieht. In den Farben spiegeln sich bestimmte Gesetzmäßigkeiten und Zyklen des Lebens wider. Leben und Licht werden seit Jahrtausenden von uns Menschen erforscht, widerspruchsfreie Erkenntnisse und völlig einheitliche Deutungen gibt es allerdings nicht. Denn das freie Wirken des Geistes erlaubt und verlangt geradezu Vielfalt.

Wir wollen im folgenden Abschnitt eine teilweise subjektive Übersicht zur Einordnung und Bedeutung von Farben geben. Diese Übersicht ist ein Gerüst, damit jeder eigene Beziehungen zu Farben entdecken und entwickeln kann. Es soll eine Hilfe sein, nicht nur selbst »Farbe zu bekennen«, sondern auch mit Farbe bewußt zu leben.

Die Grundzahlen von eins bis neun sind ein Schlüssel für diese Übersicht.

## *Neun symbolische Schlüssel zu den Farben*

**Eins**

Am Anfang steht das *Urlicht,* das die geistige Gesamtheit bzw. Ganzheit aller Farben beinhaltet. Dieses Urlicht ist der Ausgangspunkt der Schöpfung. Es bewirkt (zusammen mit dem Urklang) den Übergang aus der Formlosigkeit in die Form. Es ist transparent; man kann es auch Licht ohne Farbe nennen.

**Zwei**

Aus dem Urlicht folgen das Licht und die Dunkelheit der materiellen Ebenen – es folgen *Weiß* und *Schwarz.* Beides sind keine Farben im üblichen Sinne, vielmehr Polaritäten bzw. Gegensätze. (Komplementärfarben wie Rot und Grün zum Beispiel sind ja keine Gegensatzfarben, sondern Ergänzungsfarben!)

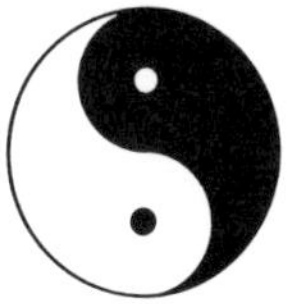

Im Yin-Yang-Symbol des Ostens findet diese Polarität ihren Ausdruck, interessanterweise oft nicht nur in Schwarz und Weiß, sondern auch in Silber und Gold. Yin und Yang gelten auch als weiblich bzw. männlich (nicht als »gut« und »schlecht«!).

In unserer materiellen Welt wird jedes Licht einen Schatten werfen: Wo Licht ist, ist auch Schatten.

Unsere irdischen Farben lassen sich von ihrer Schwingungsenergie her in Yin und Yang einteilen, in Plus und Minus, weiblich und männlich, in helle und dunkle Farben; manche wirken allerdings auch neutral.

**Drei**

Erst durch Brechung des weißen Lichts entstehen *die drei Primärfarben Blau, Rot* und *Grün.* Man kann sie auch reine Farben zur Unterscheidung von den Mischfarben nennen.

Blaues, rotes und grünes Licht ergibt in der additiven Farbmischung weiß!

Auf den drei Licht-Primärfarben Blau, Rot und Grün (siehe Illustration Seite 64) bauen viele, nicht alle Farbenlehren auf (siehe auch die Erläuterungen zur Zahl sechs).

**Blau** gilt überwiegend als yin, minuspolig, weiblich, passiv, kühl;
**Rot** als überwiegend yang, pluspolig, männlich, aktiv, warm;
**Grün** als überwiegend neutral.

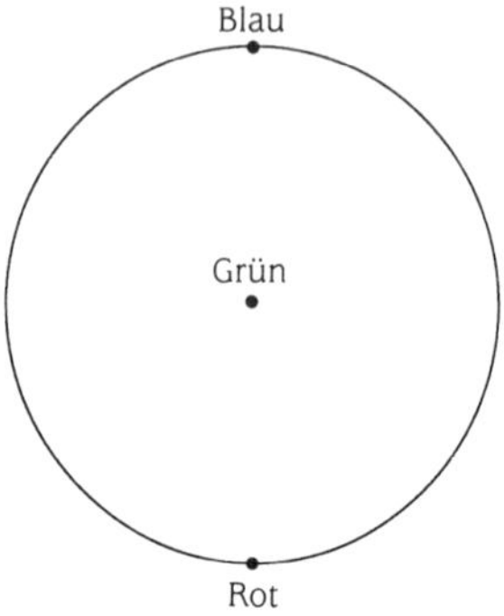


Die *Sekundärfarben* (Mischfarben) des Lichts sind *Gelb, Cyan* und *Magenta.*

Die gebräuchliche Farbeinteilung der *Malfarben* (Pigmentfarben) ist anders! Dort gelten Rot, Blau und Gelb als Primärfarben, und Orange, Violett und Grün als Komplementärfarben.

Wenn man nun die bekannte Dreiheit von Körper, Geist und Seele im Rahmen der Pigmentfarben betrachtet, so entspricht
**Rot** als dichteste Farbe dem Körper und seiner Kraft;
**Gelb** als hellste Farbe dem Geist (damit sind der Verstand und der Mentalbereich gemeint);
**Blau** als zurückhaltendste Farbe dem Seelischen.

Sie sehen, daß es auf den Standpunkt ankommt, von dem aus man die Farbeinteilung vornimmt. Ein Standpunkt und die daraus folgende Einteilung widersprechen nicht einem anderen Ansatz oder schließen ihn gar aus. Es ist vielmehr richtig und legitim, daß es mehrere Betrachtungsweisen gibt, die sich ergänzen können.

**Vier**

Der Schweizer Psychologe *Max Lüscher* benutzt in seinem inzwischen weltweit bekannten *Lüscher-Test* vier Farben als Mittel zur psychologischen Beurteilung. Den drei Primärfarben der »Malfarben« fügt er noch Grün hinzu.

Rot steht bei ihm für Selbstvertrauen, Blau für Zufriedenheit, Gelb für Freiheit, Grün für Selbstachtung. Er schreibt, daß die Lebenskunst des »4-Farben-Menschen« in der virtuosen Anwendung der genannten vier Fähigkeiten bzw. Selbstgefühle besteht, und stellt diese Beziehungen her:

| Farbe | Empfindung | Verhalten | Selbstgefühl |
|---|---|---|---|
| Rot | bewirkt Erregung | und Aktivität | also Selbstvertrauen (Eigenkraftgefühl) |
| Blau | bewirkt Ruhe | und Befriedigung | also Zufriedenheit (Einordnung) |
| Grün | bewirkt Festigkeit | und Beharrung | also Selbstachtung (Identität) |
| Gelb | bewirkt Lösung | und Veränderung | also Freiheit (Selbstentfaltung) |

(Aus: Max Lüscher: »Der 4-Farben-Mensch«. Seite 19, siehe Literaturverzeichnis.)

**Fünf**

Den *fünf Elementen* der antiken Weisheit entsprechen *fünf Farben.*

- Wasser = Anpassung = Blau
- Erde = Beharrung = Grün
- Feuer = Kraft = Rot
- Luft = Austausch = Gelb
- Äther = Geist = Violett oder Irisierend

(Irisierend = etwa wie Perlmutt, in allen Farben schimmernd)

Der *Sant Mat-Yoga* aus Indien und andere uralte Erkenntnisse gehen von folgender Elementelehre aus:
- in Pflanzen ist ein Element aktiv: Wasser;
- in Reptilien sind es zwei Elemente: Wasser und Erde;
- in Vögeln drei: Wasser, Erde und Luft;
- in Säugetieren vier: Wasser, Erde, Luft und Feuer;
- im Menschen fünf: Wasser, Erde, Luft, Feuer und Äther.

Daraus leitet sich übrigens auch die Grundeinsicht der vegetarischen Ernährung ab: Man ißt Pflanzen, weil in ihnen nur ein Element aktiv (= bewußt) ist und der Eingriff in die natürliche Ordnung dadurch so gering wie möglich bleibt.

**Sechs** Im *Farbkreis* finden wir nach Goethe sechs Farben: die drei Primärfarben Blau, Rot und Gelb und die dazugehörigen Mischfarben Violett, Orange und Grün. Viele verwenden den Farbkreis, der auf Goethes Farbenlehre aufbaut.

Orange und Gelb gelten als yang, plus, hell, warm, aktiv; Violett und Blau als yin, minus, dunkel, kühl, passiv . . .;

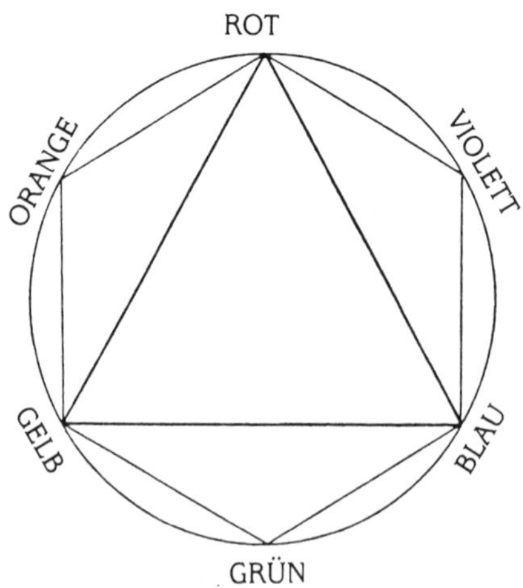


(Aus: Stephanie Faber: »Mein Farbenbuch«. Seite 19, siehe Literaturverzeichnis.)

Rot kann, je nach »Färbung«, sowohl das eine wie das andere sein; es ist nach Goethes Farbenlehre als Purpur der stärkste Farbpol und Zentrum der Farbordnung;

Grün gilt als neutrale, versöhnende, ruhende Mitte aller Farben.

Der Farbkreis läßt die Beziehungen zwischen den Farben, ihren Komplementärfarben, ihrer Zuordnung zu Yin und Yang usw. gut erfassen. Er stellt indes auch nur einen Zugang zu Farben dar.

**Sieben**

Die *sieben Chakras* oder Hauptkraftzentren des Menschen sind wie die Elemente ebenfalls durch Farben gekennzeichnet.

Zuordnungen von Chakren, Funktionen und Farben

| Name | Funktion | Farbe |
|---|---|---|
| 7 Scheitelzentrum | Zugang zur Schöpferkraft | Violett |
| 6 Augenzentrum | Sitz der Seele/des Selbst | Tiefblau |
| 5 Kehlkopfzentrum | Gedankenkraft | Türkis |
| 4 Herzzentrum | Überpersönliche Liebe | Gelb*/Rosa |
| 3 Bauchzentrum | Sitz des Ego/Ich | Grün* |
| 2 Sexualzentrum | Reproduktionskraft | Orange* |
| 1 Basiszentrum | Lebens-Urkraft | Rot* |

* Man findet hier uneinheitliche Aussagen: Das Herzzentrum wird im Osten bisweilen als Gelb/Gold und das Bauchzentrum als Grün angegeben, während moderne westliche Autoren überwiegend Grün für das Herzzentrum und Gelb für das Bauchzentrum nennen.

Die Folge der Farben im Regenbogen legt das zwar nahe, aber es gibt auch Gründe, die für die östliche Ansicht sprechen. Grün als ausgleichende, neutrale Farbe in der Mitte des Farbspektrums entspricht danach dem Soll-Zustand des Menschen in der Mitte seines Körpers (dem Bauch) und seines Ego. Gelb/Gold/Rosa sind in Farbe übersetzte Aspekte einer überpersönlichen Liebe, die wir dem Herzbereich zuordnen.

Die Milz ist das Organ, um das Sonnenlicht aufzunehmen. Manche Autoren fügen nun das Nebenchakra der Milz entweder mit dem Hauptchakra des Solarplexus zusammen oder wollen dieses durch das Milzzentrum ganz ersetzen. Möglicherweise rührt daher die Identifizierung des Bauchzentrums mit Gelb. (Im praktischen Teil werden Sie finden, daß sich die Farbtherapie nach den Schwingungszuständen und Symptomen richtet, nicht nach intellektuell festgelegten Zuordnungen. Rosa gilt als Herzfarbe nach Dr. Jay Scherer.)

Für die Chakras oder Kraftzentren gibt es unterschiedliche Namen. So heißt das Scheitelzentrum auch Kronenchakra und das Bauchzentrum auch Nabelchakra oder Solar-Plexus-Zentrum. (Dieses ist nicht zu verwechseln mit dem etwas unterhalb des Bauchnabels gelegenen Kraftzentrum für physische Kraft und psychische Ruhe, das uns aus Japan und China als »Erdmitte« oder auch als »Hara« bekannt ist.)

Ein Irrtum, der sich immer noch in etlichen Publikationen westlicher Autoren findet, betrifft das Sexual- und das Basiszentrum: Oft werden beide in ein Chakra zusammengelegt und somit die reproduktive Kraft der Sexualorgane mit der Lebensurkraft und dem Lebensantrieb des Basiszentrums vermengt. Die eigene Beobachtung und Erfahrung helfen am ehesten weiter, sich ein eigenes Urteil zu bilden.

**Acht** Der Farbforscher und Heiler *Theo Gimbel* weist auf *acht Farben* des Spektrums hin.

1 Rot, 2 Orange, 3 Gelb, 4 Grün, 5 Türkis, 6 Blau, 7 Violett. Die *achte Farbe* ist *Magenta* (8), welches entsteht, wenn man sich das Spektrum nicht linear denkt, wie oben skizziert, sondern als geschlossenen Kreis. Dann entsteht zwischen Rot am unteren und Violett am oberen Ende des bekannten Regenbogenspektrums die neue Farbe Magenta, ein tiefes Rotviolett.

Gimbel stellt seine Zuordnung dieser acht Farben mit Kraftzentren bzw. Funktionen und Drüsen so dar:

| | | |
|---|---|---|
| 8 | Höchste Geistigkeit, Individualität | Magenta |
| 7 | Zirbeldrüse, Krone | Violett |
| 6 | Hirnanhangdrüse, Drittes Auge | Blau |
| 5 | Schilddrüse, Kehlkopf | Türkis |
| 4 | Cardinal-Plexus, Herz | Grün |
| 3 | Solar-Plexus, Bauch | Gelb |
| 2 | Nebennieren | Orange |
| 1 | Sacral-Plexus, Basis | Rot |

(Nach Gimbel: »Healing Through Colour«. Seite 63, siehe Literaturverzeichnis.)

Gimbels Zuordnung der Nebennieren zum zweiten Chakra und der Keimdrüsen des Sacral-Plexus zum ersten Chakra findet keine allgemeine Zustimmung; die geläufigste Zuordnung bezeichnet den Sacral-Plexus und die Keimdrüsen, also das Sexualzentrum, als zweites Chakra und die Nebennieren als Organentsprechung des Basiszentrums im ersten Chakra.

Eine andere Zuordnung von Farben und Kraftzentren:

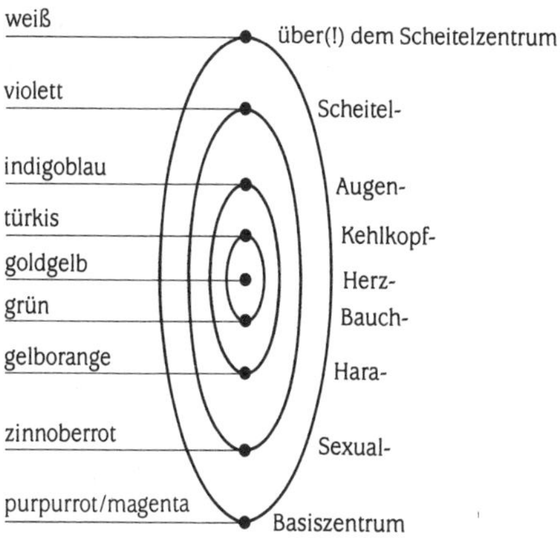

Es gibt zwei interessante Erwägungen von Gimbel zum Licht:

- Er bezeichnet *Dunkelheit* als *eigenständige Energie,* die, obwohl man sie nicht messen kann – wie will man das »Nichts« auch messen? –, sowohl in der Weltschöpfung wie in der Bewußtseinsentwicklung und in der Farbtherapie einen eigenen Platz einnimmt.
- Und er erklärt, daß *Farbe* eine *höhere Schwingung* besitzt *als Töne* und demzufolge Farben eine höhere Wirksamkeit haben als Töne, analog zum Wirkprinzip der Homöopathie, wo Hochpotenzen höhere Schwingungen und damit höhere Wirksamkeit als Mittel mit tieferen Frequenzen haben.

Beide Gedanken stellen wesentliche Anregungen dar, die es wert sind, weiter erforscht zu werden.

**Neun** Mit der Neun sind wir beim Abschluß unserer Zahlenreihe. Die Neun weist auf das Ende eines Zyklus, eines Prozesses bzw. einer Entwicklung hin. Deshalb wollen wir hier auch auf die *neun inneren Farben* hinweisen, welche man in Träumen, Visionen oder Meditationen erleben kann.

Zur Bedeutung der neun Farben, die in der inneren Schau auftreten, sagt der indische Philosoph und Yogameister *Sri Aurobindo*:

**Goldenes Licht**: Licht der Wahrheit, Licht vom höheren Geist (modifiziert je nach Entwicklungsstufe).

**Weißes Licht**: Licht der reinen Bewußtseinskraft, von dem alles andere kommt.

**Gelb**: Licht des menschlichen Geistes, bevor er das goldene Licht der göttlichen Wahrheit trifft.

**Rot**: Farbe des Physischen; berührt vom höheren Licht, wird es goldrot. (Das tiefrote Licht kommt ins Physische, um dieses zu wandeln.)

**Blau**: fundamentale Farbe der göttlichen Wonne. (Die vielen Schattierungen von Blau sind schwer exakt zu definieren, tieferes Blau bezeichnet eher den höheren, blasseres Blau den erleuchteten Geist.)

**Grün:** Leben, reiches Ausströmen von Lebenskräften, oft auch emotionale Lebenskraft.

**Violett:** Licht des göttlichen Erbarmens und der Gnade.

**Purpur:** Farbe der vitalen Kraft.

**Diamantenes Licht:** bricht aus dem Herzen des göttlichen Bewußtseins hervor und bewirkt die Öffnung zum göttlichen Bewußtsein.

(Die Farben des psychischen Lichts entsprechen dem, was sie manifestieren. Psychische Liebe ist zum Beispiel rosa oder rosig, psychische Reinheit weiß usw.)

(Sri Aurobindo: »Der Integrale Yoga«. Seite 95, siehe Literaturverzeichnis.)

Wir sind damit am Ende dieser Übersicht. Vielleicht fühlen Sie sich von der Fülle verschiedener Hinweise und Deutungen zunächst überfordert. Sie werden diese Angaben aber sicher desto mehr schätzen, je mehr Sie dieses Buch als Praxisanleitung benutzen. Der nächste Schritt ist die gezielte Anwendung von Farbe und Licht zur Wiederherstellung einer körperlichen und seelischen Harmonie, also zur ganzheitlichen Gesundheit.

# *Einfache Selbsthilfe durch Farbtherapie*

**Farben und Stimmungen** Die mehr oder weniger bewußte Selbsthilfe durch Farbtherapie fängt schon am Morgen an: mit der Auswahl der Kleidung. Je nach Stimmung und Vorhaben greifen wir zu einer blauen oder gelben Bluse, einer grauen oder grünen Hose, einer roten Krawatte oder einem weißen Halstuch. Und in welchen Farben strahlt Sie eigentlich Ihr Badezimmer an? Fühlen Sie sich darin wohl? Gibt es Ihnen früh am Morgen eine positive Einstimmung auf den neuen Tag?

Der folgende Abschnitt stellt eine knappe Einführung dar, mit Licht und Farben richtig umzugehen. Wir können grundsätzlich zwei Formen des Umgangs mit Licht und Farben unterscheiden:
- den mehr oder weniger bewußten *Gebrauch im Alltag*,
- die *spezifische Farbtherapie* als psychosomatische Behandlungsmethode.

## *Der Alltagsgebrauch von Farben*

Zum Alltagsgebrauch gehören unter anderem:
- Kleidung
- Haarfarbe, Haartönung
- Schminkfarben (Lippen, Wangen, Augen, Fingernägel)
- Schmuck (Farbe der Metalle, Steine usw.)
- Wohnungseinrichtung (Wände, Tapeten, Vorhänge, Fußböden, Teppiche, Möbelbezüge, Tischdecken usw.)
- Beleuchtung (zu Hause, am Arbeitsplatz, in Restaurants)

- Autofarben (außen und innen)
- Blumenschmuck, Gartenbepflanzung
- Nahrungsmittel, Getränke

Vielleicht finden Sie noch weitere Beispiele aus Ihrem Alltag, bei denen Licht und Farben eine Rolle spielen. Da es in unserem Handbuch um *Heilung durch richtige Schwingungen* geht, folgen an dieser Stelle keine allgemeinen Deutungen und Ratschläge für den Alltag.* Sie finden auf den folgenden Seiten konkrete Therapieerfahrungen, die aber teilweise auch wichtige Alltagsanwendungen berücksichtigen. Die verantwortliche Entscheidung über Therapieformen und Hinzuziehung ausgebildeter Heilkundiger wird damit natürlich nicht überflüssig.

Was zur Wirkung der jeweiligen Farbschwingungen im Rahmen der spezifischen psychosomatischen Therapie gesagt wird, läßt sich sinngemäß auf den Alltagsumgang mit Licht und Farbe übertragen.

## *Farbe als psychosomatische Therapieform*

**Heilen mit Farben**

Farbtherapie zählt zu den wirkungsvollsten Heilmethoden. Sie ist schmerz- und angstfrei! Farbe als sichtbare Lichtschwingung eignet sich zum Ausgleich von disharmonischen Schwingungen, die letztlich immer die Ursache von Beschwerden sind. Denn Farbe übt eine Brückenfunktion aus zwischen dem direkt spürbaren körperlichen und emotionalen Befinden und dem unsichtbaren, aber genauso wirklichen Reich des Seelisch-Geistigen.

* Diese und andere Themen werden Bestandteil eines speziellen Buchs über den Umgang mit Farben von denselben Autoren sein, das im Herbst 1990 voraussichtlich unter dem Titel: »Entdecke Deine Farbe. Bessere Gesundheit, mehr Erfolg und neue Lebensfreude durch den richtigen Umgang mit Farben« erscheinen wird.

Die rasche Harmonisierung der Schwingung sowohl nach einer Farbtherapie als auch nach der Einnahme von Bach-Blüten-Essenzen oder anderer Naturheilmittel (Homöopathie, Lebenssalze usw.) läßt sich übrigens mit der Kirlianfotografie unmittelbar und sichtbar demonstrieren (siehe das fünfte Kapitel).

**Die sieben wichtigsten Therapiefarben**

Es folgen die Kennzeichnungen der sieben wichtigsten Therapiefarben und eine Übersicht über die verschiedenen Therapieformen.


| | |
|---|---|
| Rot | Seite 75 |
| Grün | Seite 79 |
| Orange | Seite 83 |
| Blau | Seite 87 |
| Gelb | Seite 92 |
| Violett | Seite 96 |
| Türkis | Seite 99 |
| Weiß und Schwarz | Seite 101 |


Es gibt zwei Komplementärfarben-Paare: erstens Orange-Blau, zweitens Gelb-Violett. Türkis nimmt eine Sonderstellung ein, die wir am Schluß besprechen.

## *Rot*

**Bedeutung**

Rot ist die kräftigste, wärmste und belebendste Farbe.
Rot bedeutet (körperliches) Leben.
Rot ist die Farbe unseres Blutes.
Rot als zentrale Lebensenergie kann sowohl männlich, yang, aktiv als auch weiblich, yin, passiv sein (vergleiche unseren Farbkreis, Seite 99).
Rot ist die Kraft und Hitze, aber ebenso die Gewalt und die Zerstörung des Feuers.
Rot bedeutet Entzündung.
Rot steht symbolisch für Kampf, Leidenschaft, Aggression.
Rot gilt gleichzeitig als Farbe des Herzens und der Liebe (mehr noch allerdings als feines Rot = Rosa).

Da Rot also diese Spannweite zwischen notwendiger Lebenskraft und von Herzen kommender Liebe einerseits und leidenschaftlicher Kraft, die bis zur Aggression und Zerstörung gehen kann, andererseits besitzt, muß man mit Rot in der Farbtherapie vorsichtig umgehen (vergleiche Vorsichtshinweis am Schluß des Rot-Abschnitts).

Rot wird in der Farbtherapie dort eingesetzt, wo Lebenskräfte angeregt oder erneuert werden müssen bzw. gestaute Lebensenergien wieder harmonisch fließen sollen.

**Therapie**

Rot
- kann *chronische* Stauungen und Blockaden lösen;
- kann bereits degenerierte Funktionen des Organismus wiederbeleben;
- kann den Stoffwechsel anregen und die Ausscheidung fördern;
- kann gegen Verdauungsträgheit wirken und bei der Entschlackung helfen;
- kann bei subjektivem Wohlbefinden die allgemeine Leistungsfähigkeit noch steigern.

**Aus der Praxis**

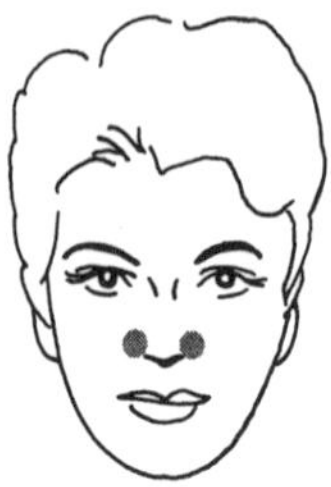

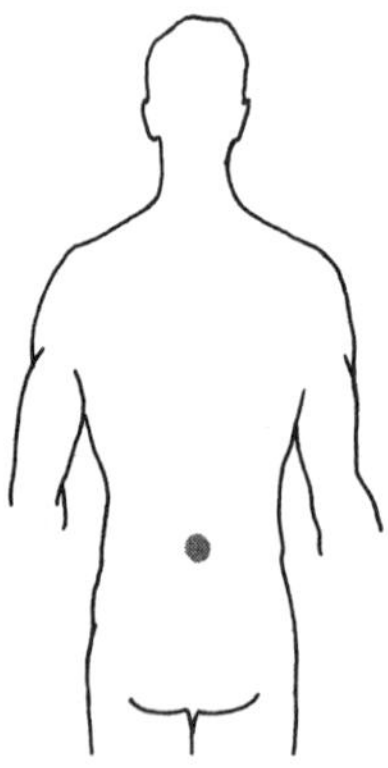

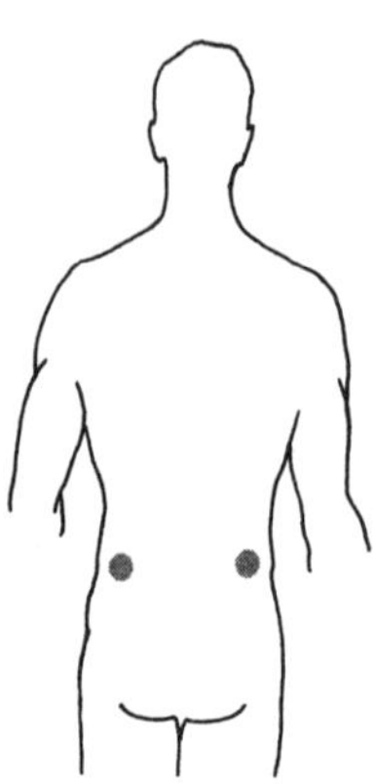

**Beispiele**

- Man bestrahlt bei chronisch verstopfter Nase beide Nasenflügel seitlich mit Rot, damit der Patient wieder frei durchatmen kann (siehe Illustration links oben).
- Das gleiche gilt für einen Geruchsverlust, der aufgrund chronischer Nasenverstopfung entstanden ist.
- Ein Fall aus der Praxis: Eine dreißigjährige Patientin konnte zwei Jahre lang nicht mehr durch die Nase atmen und nichts mehr riechen. Eine fünf Minuten lange Bestrahlung mit Rot und einige Tropfen von Bach-Blüten-Essenzen bewirkten, daß sich die Nase erstmals wieder für die Atmung und den Geruchssinn öffnete. Diese erste Wirkung hielt drei Tage lang an; es waren zwei weitere Behandlungen innerhalb eines Monats notwendig, um eine dauerhafte Heilung zu erzielen.
- Wenn die Blutung bei der Menstruation anfangs sehr schwer »in Gang kommt«, ist möglicherweise eine Rot-Bestrahlung am Ende der Lendenwirbel angezeigt (siehe Illustration links Mitte).
- Darüber hinaus wirkt Rot bei mangelnder Libido (mangelnder sexueller Kraft, nicht mangelnder Lust!) sowohl für die Frau wie für den Mann stärkend. Dazu wird Rot auf die Rückseite des Beckens in Höhe des Sexualzentrums gestrahlt (siehe Illustration links Mitte).
- Auch bei Nierenstauungen aufgrund von zu wenig Flüssigkeitsaufnahme, die zu Rückenschmerzen führen, ist die Bestrahlung des Bereichs links und rechts der Lendenwirbel heilsam (für Heilkundige: am Blasenmeridian; siehe Illustration links unten).
- Noch ein Beispiel aus der Praxis: Ein vierzigjähriger Manager, der nur Kaffee und ab und zu Wein als Flüssigkeit zu sich nahm, klagte über heftige unbestimmte Rückenschmerzen im Lendenwirbelbereich. Ein Besuch beim Orthopäden brachte keine Besserung. Meine erste Diagnose aufgrund des routinemäßigen Kirlianfotos ergab, daß der Patient viel zu wenig *ungebundene* Flüssig-

keit zu sich nahm und daher der Abfluß der Nieren gestaut war, was zu den beschriebenen Rückenschmerzen führte.

Die Therapie bestand aus einer Rot-Bestrahlung an den Nierenpolen, den entsprechenden Bach-Blüten und einer Umstellung der Flüssigkeitsaufnahme auf 2 bis 2,5 Liter *ungebundener* Flüssigkeit (Wasser, Kräutertee und vorübergehend keinen Kaffee trinken).

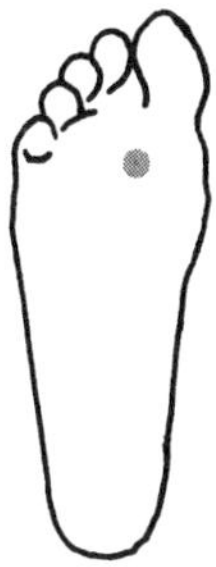

- Ein achtjähriges Mädchen wachte morgens immer mit geschwollenen Augenlidern auf, fühlte sich müde und lustlos und klagte über Kopfschmerzen im Nackenbereich. Beim Besuch in der Praxis stellte sich aufgrund von Antlitzdiagnose und Kirlianfotografie sowie des Gesprächs heraus, daß sie so gut wie keine Flüssigkeit zu sich nahm. Sie trank höchstens morgens eine Tasse Kakao und abends ein Glas dicken, gesüßten Fruchtsaft. Hier halfen die Rot-Bestrahlung in der Mitte des vorderen Fußballens (siehe Illustration), wiederum Bach-Blüten aus der Gruppe »Unsicherheit« und die Änderung der Trinkgewohnheiten, um die Nierenfunktion wieder in Fluß zu bringen und zu harmonisieren.

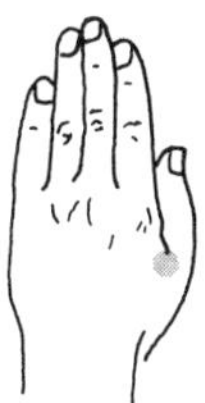

- Bei trägem Stoffwechsel, zum Beispiel Verstopfung oder Darmträgheit, oder auch unreiner Haut empfiehlt sich die Rot-Bestrahlung an einem sogenannten Dickdarmpunkt an der Hand (siehe Illustration).

Das sind nur wenige ausgewählte Anwendungen aus einer reichen Fülle von Möglichkeiten. Setzen Sie Rot sinngemäß nach den anfangs gemachten Angaben ein.

Außerdem ist oft erst die richtige Kombination von Naturheilverfahren wie Farbtherapie, Bach-Blüten-Essenzen und Lebenssalzen dauerhaft wirksam.

Aber bedenken Sie bitte auch:

Jede Naturtherapie kann zwar eine große Hilfe zur Heilung sein, manche Entwicklungen lassen sich indes nicht mehr rückgängig machen (ein schweres Versagen der Nierenfunktion, wie zum Beispiel bei Dialysepatienten, läßt sich nicht mit der Farbtherapie heilen).

**Vorsicht**: Zuviel Rot, zu lang andauernde Rot-Einwirkung, Anwendung an ungeeigneten Stellen, bei Entzündungen, Neigung zu Schilddrüsenüberfunktion und cholerischem, kämpferischem Temperament führen leicht zur Überreizung der Körperfunktionen aufgrund von Überreizung des Nervensystems. Auch offene oder unterdrückte Aggressionen können die Folge sein.

Dazu eine Anekdote:

Ein Maler hatte den Auftrag, einen kleinen Raum rot auszumalen. Er mußte unwillkürlich alle fünf bis zehn Minuten heraus, um tief Luft zu holen, frei durchzuatmen und einer aufkommenden Übelkeit zu entgehen. Am Ende der Arbeit fragte er den Auftraggeber, warum dieser Raum rot ausgemalt werden sollte. Dieser antwortete: »Ich bin Boxer. Wenn ich vor jedem Kampf zehn bis fünfzehn Minuten in einem roten Raum trainiere, gewinne ich jeden Kampf.«

Wenn rote Schwingungen im Körper vorherrschen und eine entsprechende Disharmonie erzeugen, ist die Komplementärfarbe notwendig. Das führt uns vom doppelpoligen Rot zur neutralen Heilfarbe Grün.

## *Grün*

**Bedeutung**

**Grün** ist die ausgleichendste und beruhigendste Farbe.
**Grün** bedeutet (irdisches) Wachstum.
**Grün** des Chlorophylls ist die Basis unserer Sauerstoffaufnahme.
**Grün** steht für die struktur- und substanzgebenden Kräfte der Natur.
**Grün** gilt als Farbe der Galle.
**Grün** symbolisiert aber auch die Hoffnung.
**Grün** ist Zufriedenheit und Heilung.

Der Umgang mit der neutralen Heilfarbe Grün ist unbedenklich.

Grün ist *die Heilfarbe schlechthin.* Man setzt Grün in der Farbtherapie vor allem ein, um Reizzustände zu lindern, disharmonische Schwingungen auszugleichen und neuen Lebensstrukturen Substanz zu geben.

**Therapie**

Grün
- kann *akute* Stauungen und Blockaden heilen;
- kann hitzige, entzündliche, geschwollene, schmerzhafte und »rote« Krankheitsprozesse lindern und heilen;
- wirkt günstig auf den »Seh-Purpur« und kann somit die Überanstrengung der Augen ausgleichen und sogar Sehstörungen zurückführen (bei Kurzsichtigkeit zum Beispiel in Verbindung mit der Bates-Methode, siehe Literaturhinweise);
- kann Stimmungsschwankungen harmonisieren und bei Unzufriedenheit und Ungeduld ein neues Gleichgewicht schaffen;
- kann das Selbstwertgefühl bei Unsicherheit stärken.

**Aus der Praxis** Beispiele

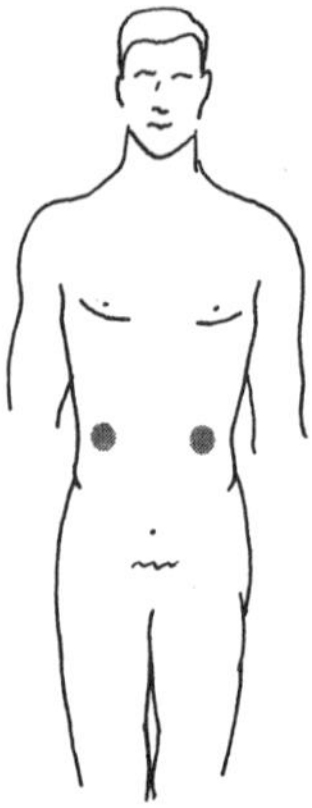

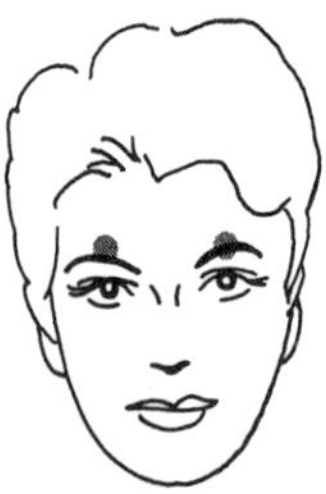

- Bei einem akuten Gallestau mit Schmerzen kann Grün-Bestrahlung den Gallefluß wieder in Gang setzen.
- Wieder ein Beispiel aus der Heilpraxis:
  Ein etwa zehnjähriger Junge kam mit seiner Mutter zu mir. Er hatte seit dem Morgen undefinierbare Bauchschmerzen und litt unter Stirnkopfschmerzen und extremer Übelkeit. Im Gespräch kam heraus, daß er im Rahmen einer Faschingsfeier am Tag zuvor fettgesottene Krapfen und außerdem Pommes frites gegessen hatte. Grün-Bestrahlung am Rippenbogen und an den Augenbrauen (siehe Illustrationen links oben und links Mitte), *Rescue-Remedy* aus den Bach-Blüten und Natrium sulf. und Kalium sulf. aus den Schüsslerschen Mineralsalzen führten zur unmittelbaren Linderung der Kopfschmerzen sowie zur anschließenden Auflösung der anderen Beschwerden. (Solche Gallestaus sind vermeidbar, wenn man tierische Fette weitgehend wegläßt und sie vor allem nicht erhitzt bzw. gebraten zu sich nimmt.) Das Kirlianbild vorher und nachher bestätigte den jeweiligen Befund.
- Grün ist angezeigt bei allen Entzündungen, zum Beispiel bei Ohrenentzündungen und Zahnschmerzen.

Wir wollen bei dieser Gelegenheit gern erneut darauf hinweisen, daß die Farbtherapie selbstverständlich nicht die kundige Behandlung durch einen ausgebildeten Fachmann ersetzt! Es geht uns vielmehr immer um einen ganzheitlichen Heilansatz, der Gesundheit auf allen Ebenen fördert – körperlich-materiell ebenso wie seelisch-emotional und geistig-spirituell.

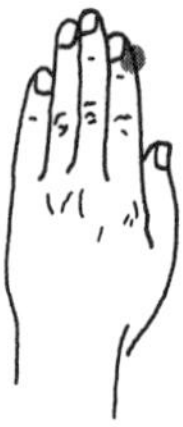

- Mein sechsjähriger Sohn Daniel wachte vor kurzem nachts mit heftigen Zahnschmerzen auf. Ich ließ ihn sich selbst von außen an der Wange den betreffenden Zahn mit Grün bestrahlen. Diese Behandlung wurde in derselben Nacht noch zweimal wiederholt – die Zahnschmerzen vergingen, ohne wiederzukommen. Unterstützend ließ ich ihn mit der freien Hand mit dem Daumennagel fest auf den »Zahnschmerzpunkt« am Zeigefinger drücken (siehe Illustration unten auf Seite 80). (Ein Zahnarztbesuch erübrigte sich in diesem Fall, weil die Ursache der Beschwerden das Herauswachsen eines neuen Backenzahns war.)

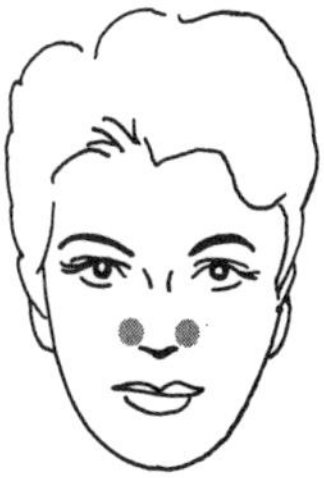

- Bei Entzündungen gilt als Faustregel, daß Grün direkt auf die schmerzhafte Stelle bzw. die Wunde gestrahlt wird. Grün fördert die Regeneration und Bildung neuer Zellen. Zu empfehlen zum Beispiel nach Zahnoperationen und -extraktionen, bei Ohrenschmerzen, bei Prellungen und Blutergüssen.
- Wenn die Nase nicht verstopft ist (siehe Rot), sondern dauernd »läuft«, handelt es sich bereits um ein Stadium der Entzündung. Dann wird sie links und rechts an den Nasenflügeln ebenfalls mit Grün bestrahlt (siehe Illustration rechts oben).

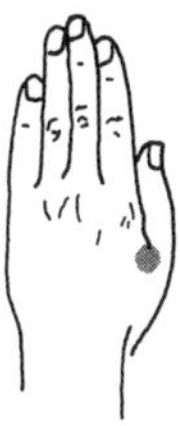

- Viele Menschen, vor allem Frauen, leiden wechselweise unter Verstopfung und Durchfall, der meistens durch den Mißbrauch ungeeigneter Abführmittel verursacht wird. In fast allen Fällen liegt eine Entzündung der Schleimhäute des Darms vor. Um diese Entzündung abklingen zu lassen und zu heilen, wird zusätzlich zu anderen Therapieformen (Ernährungsumstellung, Bach-Blüten, Homöopathie, Mineralsalztherapie usw.) Grün auf den »Dickdarmpunkt« zwischen Daumen und Zeigefinger und rund um den Bauchnabel gestrahlt (siehe Illustrationen rechts Mitte und unten).

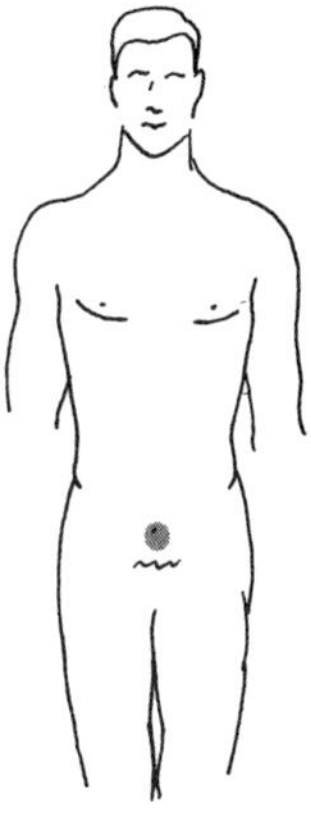

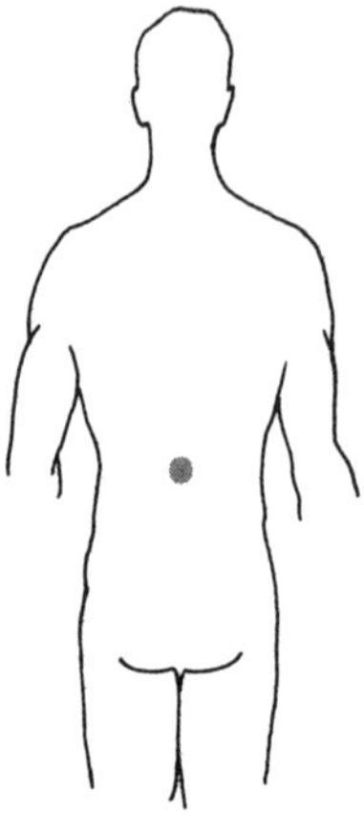

- Zur Harmonisierung bei Ungeduld, Unzufriedenheit und Unsicherheit erfolgt eine Grün-Bestrahlung auf die Yang-Seite des Körpers, also auf den Rücken, oberhalb der Taille (siehe Illustration).
- Die wohltuende Wirkung von Grün, insbesondere des lebendigen Grüns der Natur, ist hinlänglich bekannt. Vor allem Menschen, die eine Brille tragen, oft und lange vor dem Computer oder Fernseher sitzen, viel Schreibarbeiten erledigen müssen usw., sollten immer wieder Pausen der Entspannung für Augen und Nerven einlegen. Wenn der Blick (ohne Brille!) in die Natur nicht möglich ist, hilft notfalls auch das Verweilen der Augen auf grünen Zimmerpflanzen oder grünen Vorhängen, Bildern usf.

## *Orange*

**Bedeutung**

**Orange** ist die aktivste, tatkräftigste Farbe.
**Orange** bedeutet Expansion, Extrovertiertheit, Ausleben nach außen.
**Orange** hat die größte Signalwirkung (deshalb tragen Straßenbauarbeiter orangefarbene Schutzkleidung und Kinder ebensolche Schulranzen).
**Orange** steht für warme, heitere Offenheit.
**Orange** wirkt als die wichtigste Heilfarbe bei Melancholie und Depressionen.

Da Orange eine Mischfarbe von Rot und Gelb ist, gelten ähnliche Vorsichtsüberlegungen wie bei Rot. Man darf also nicht zu viel und zu lange mit Orange bei cholerischem Temperament, in Konfliktsituationen, bei Entzündungen, an der Schilddrüse (eine Ausnahme, s. unten) behandeln.

**Orange** wird in der Farbtherapie vor allem dann eingesetzt, wenn die Freude und Lust am Leben verlorengegangen oder unterdrückt worden sind. Als aktive Yang-Komplementärfarbe zum passiven Yin-Blau führt Orange aus einer übermäßigen Vergeistigung und Weltflucht zurück in eine gesunde Körperlichkeit.

**Therapie**

Orange
- kann die Verdauungstätigkeit aktivieren;
- kann Magenkrämpfe, die auf aufgestauten Problemdruck zurückzuführen sind, lösen;
- kann die Milz unterstützen, Umweltgifte und Nebenwirkungen von Impfungen (teilweise) abbauen;
- kann Lebensfreude vermitteln und Verzweiflung, Depression, Melancholie und Schwermut in neuen Lebensmut umwandeln;
- kann allgemein problemlösend, öffnend und aktivierend wirken.

**Aus der Praxis** Beispiele

- Orange hilft bei träger Verdauung, bei Milzstau aufgrund von Umweltgiften (der sich bei Kindern vor allem in Seitenstichen bemerkbar macht), bei Impfungen und sowohl bei problembedingten Magenkrämpfen als auch bei diffusen Bauchschmerzen bei Kindern.
- Ein vierzehnjähriger Junge kam mit seiner Mutter in die Praxis. Er klagte über Bauchschmerzen und Seitenstiche. Die Kirliandiagnose ergab Stauungen der Milz und starke seelische Belastungen. Im Gespräch stellte sich heraus, daß sich dieser Junge von den Mitschülern abgelehnt fühlte und er deshalb nicht mehr am Unterricht teilnehmen mochte.

  Er bekam Bach-Blüten aus der Gruppe »Mutlosigkeit – Verzweiflung« und wurde mit Orange bestrahlt – an den großen Zehen und in der Mitte des Rückens (siehe Illustrationen). Die Bauchschmerzen vergingen bereits während der Farbbestrahlung. Innerhalb einer Woche gewann er seine Lebensfreude zurück: Er nahm mit mehr Spaß am Unterricht teil und hatte Lust, mit seinen Schulkameraden zu spielen.

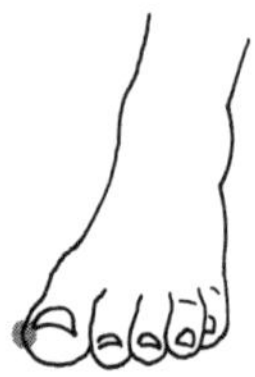

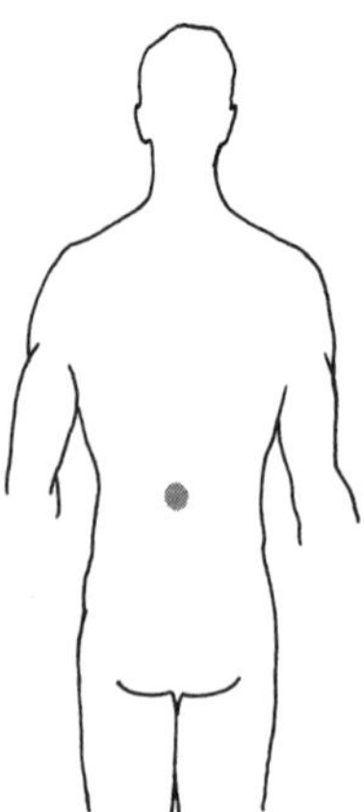

- Wie oben erwähnt, ist Orange die wirksamste Heilfarbe gegen Depressionen und ähnliche Gemütszustände. Auch hier wieder eine Erfahrung aus der Praxis.

  Ein etwa fünfunddreißig Jahre alter Mann war lange Zeit in psychotherapeutischer Behandlung. Er litt unter starken Depressionen, die nicht durch äußere Anlässe verursacht waren. Ihm waren Tranquilizer (Beruhigungsmittel) und Psychopharmaka verschrieben worden. Er kam in die Naturheilpraxis, weil diese Mittel ihm keine wirkliche Heilung brachten und er nach wie vor unter starken Stimmungsschwankungen litt. Außerdem wollte er sich aus der Abhängigkeit von täglicher Medikamenteneinnahme befreien.

  Das Kirlianbild zeigte Milzstau (der eventuell auch medikamentenbedingt war), eine starke Belastung des

Lymphsystems und natürlich Angstzustände. Die Therapie war komplex und langwierig, aber schließlich erfolgreich. Sie soll hier nur skizziert werden.
Erste Maßnahme war eine Ausleitungs- und Entgiftungstherapie. Dazu gehörte Farbbestrahlung an Galle-, Leber-, Milz- und anderen Punkten, Einnahme von Kräutertees und zusätzlich Gaben von Kräutertinkturen, Einnahme von Bach-Blüten-Essenzen, klassische homöopathische Mittel und Schüsslersche Funktionsmittel sowie Schröpfen und Bindegewebsmassagen.
Ein Rutengänger fand zudem heraus, daß der Patient mit dem Kopfteil seines Bettes auf einer Störzone lag; das Bett wurde also umgestellt.
Zweimal wöchentlich wurde die Farbtherapie durchgeführt, vor allem Orange-Bestrahlung an den großen Zehen und Bestrahlung einiger Chakren. Die Psychopharmaka wurden *nicht sofort abgesetzt*, sondern *allmählich* auf Null *reduziert*. Naturheilmittel wurden weiter in gewissen Abständen gegeben.
Ein halbes Jahr später – nachdem die konsequente Entgiftung und die Naturheilmittel Wirkung gezeigt hatten – waren erste Verbesserungen festzustellen. Nach einem dreiviertel Jahr hatte der Patient soviel neuen Lebensmut gefaßt, daß er nicht mehr unter Depressionen litt, keine Psychopharmaka mehr brauchte und bislang auch keine Rückfälle beklagen mußte. (Der Heilerfolg beruhte in diesem Fall auf der richtigen Therapie, aber auch auf dem eigenen Willen zur Gesundung und dem Vertrauen zum Therapeuten.)

- Vor etwa fünf Jahren kam eine Frau Ende Dreißig mit diffusen Unterleibskrämpfen. Der Gynäkologe hatte keinen organischen Befund feststellen können. Die Ursachen mußten im seelischen, vegetativen Bereich liegen. Die Kirlianaufnahme bestätigte, daß es sich um eine emotionale Blockade handelte, welche sich auf das System der endokrinen Drüsen auswirkte.

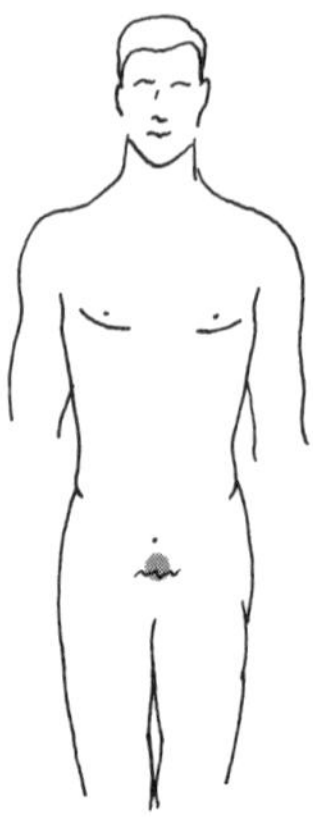

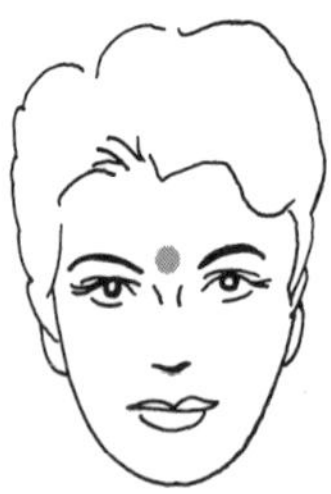

Im Gespräch ergab sich, daß die eheähnliche Gemeinschaft dieser Frau mit dem Vater ihres Kindes zerbrochen war. Sie hatte mit diesem Mann seit einem Jahr keinen sexuellen Verkehr mehr gehabt – seit sie entdeckt hatte, daß ihr Partner fremdging. Sie fand auch kein Interesse an irgendeinem anderen Mann. Dabei war sie eine temperamentvolle, lebenslustige und attraktive Frau.

Neben den Bach-Blüten *Rescue Remedy* (wegen des Schocks dieser Entdeckung) und *Star of Bethlehem* (aus der Gruppe »Mutlosigkeit – Verzweiflung«) brachte vor allem die Farbbehandlung den Umschwung.

Eine einmalige Orange-Bestrahlung an der Schamhaargrenze und Bestrahlung mit der Komplementärfarbe Blau am Dritten Auge bewirkten, daß die Frau ihre Unterleibsschmerzen spontan loswurde, zuversichtlicher und wieder lebensfroher wurde und sich einem anderen Mann zuwenden konnte (siehe Illustrationen).

– Am Schluß dieses Abschnitts soll ein Hinweis auf die Komplementärfarben Orange und Blau als Schnell-Testmittel stehen.

Normalerweise werden bestimmte Giftstoffe (die sogenannten harnpflichtigen Substanzen) mit dem Harn ausgeschieden. Wenn nun entweder die Nierenfunktion gestört ist und/oder zu wenig ungebundene Flüssigkeit (Wasser, Kräutertees) aufgenommen wird, wandern diese Giftstoffe oft durch die Blutbahnen zum Kopf. Dort können sie Kopfdruck, Kopfschmerzen und sogar Migräneanfälle auslösen.

Wenn in diesem Fall Blau-Bestrahlung am Dritten Auge zwischen den Augenbrauen zu Druck und Spannung führt, während Orange-Bestrahlung danach dort eine Lösung und Entspannung bewirkt, ist ein Hinweis auf solche Giftstoffe im Kopfbereich gegeben. Dieses Testergebnis muß dann durch Kirlianfotografie und klassische naturheilkundliche Diagnoseformen erhärtet werden.

## *Blau*

**Bedeutung**

**Blau** ist die kühlste, reinste und tiefste Farbe.

**Blau** entspricht Reserviertheit, Introvertiertheit, Innenleben.

**Blau** steht für das Unbewußte, die innere Stille, Sanftheit und seelische Tiefe.

**Blau** gilt auch als die Farbe der geistigen Entwicklung, der Sehnsucht nach einer immateriellen Welt und – in bestimmten Tönungen – als Farbe der Geistheilung.

**Blau** symbolisiert die Treue.

Blau in der Farbtherapie ist ungefährlich. Man wird lediglich eine zu lange Bestrahlung von melancholisch veranlagten Menschen mit Blau vermeiden, um nicht etwa eine Tendenz zum Realitätsverlust zu verstärken.

**Blau** als Heilfarbe ist überall dort wichtig, wo es um Funktionsstörungen der Hirnanhangdrüse (Hypophyse) geht und sowohl körperliche und emotionale Entspannung als auch Klarheit des Bewußtseins notwendig sind.

**Therapie**

Blau

- kann den Blutdruck senken;
- kann nervös bedingte Organbeschwerden und Verkrampfungen lösen;
- dient als wichtigste Heilfarbe bei Klimakteriumsbeschwerden;
- kann nervöse Hautallergien heilen helfen;
- kann bei eitrigen Wunden die Heilung fördern;
- kann die Schmerzen bei angestautem Blut (z. B. Krampfadern und Hämorrhoiden) lindern;
- kann bei nervöser Schlaflosigkeit zu Entspannung und Ruhe führen;
- kann beruhigen, klären und Hitzigkeit ausgleichen;
- kann Schwellungen reduzieren.

**Aus der Praxis** Beispiele

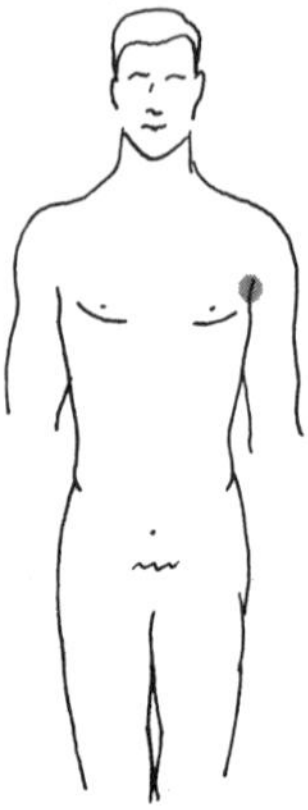

- Bei *vorübergehendem* Bluthochdruck empfiehlt sich die Blau-Bestrahlung in der Achselhöhle (siehe Illustration). Die Farbtherapie eignet sich in diesem Fall *nicht* zur dauerhaft wirksamen Heilung und ersetzt *auf keinen Fall* die fachkundige Behandlung. Allerdings lassen sich vorübergehende Beschwerden, zum Beispiel Atemnot beim Treppensteigen, lindern.
- Bei Muskelverkrampfungen, zum Beispiel Schreibkrampf, kann Blau-Bestrahlung in Verbindung mit dem Schüsslerschen Zellsalz Magnesium phos. helfen.
- Bei *nervös* bedingten Magenkrämpfen kann Blau ebenso lindern. Übrigens auch bei nervösen Zuckungen, zum Beispiel der Augenlider, des Adamsapfels (vor allem bei Jugendlichen in der Pubertät) usw. (Immer auf die jeweils betroffene Stelle strahlen. Fast immer fehlt Magnesium phos. D 6.)
- Die häufigsten Beschwerden im Klimakterium sind bekanntlich Hitzewallungen, Stimmungsschwankungen und extreme Überempfindlichkeit. Die naturgegebene Hormonumstellung im Klimakterium muß aber nicht von diesen Beschwerden begleitet sein. Bach-Blüten (zum Beispiel Walnut), Homöopathie, individuell nach den Symptomen, und Blau sind geeignet, die Umstellung rascher und ohne die genannten Begleiterscheinungen zu vollziehen.
- Eine etwa fünfzigjährige Frau klagte über Hitzewallungen, die bis hin zur plötzlichen Rötung des ganzen Gesichts führten, und über unkontrollierte Schweißausbrüche, die ihre Stimmungsschwankungen noch verstärkten, da sie beide Symptome als besonders peinlich empfand. Ihr Gynäkologe hatte Hormone verschrieben, welche als Nebenwirkung zu Gewichtszunahme und Verdauungsstörungen führten, was sie noch mehr verunsicherte. Außerdem litt sie unter einer großen Überempfindlichkeit gegenüber Aussagen und Bemerkungen in

ihrer Familie, die sie sehr liebte. Sie faßte vieles als Kritik auf.
Diese Frau kam in die Naturheilpraxis, um eine andere Form der Therapie auszuprobieren. Die Behandlung dauerte drei Monate, regulierte zunächst die Verdauung und führte schließlich zur völligen Beschwerdefreiheit.
Die dazu notwendigen Schritte in Stichworten:
Zusätzlich zu den oben genannten Beschwerden ergab die Kirliandiagnose eine Leberüberlastung durch den Versuch, den Körper von den Hormongaben zu entgiften. Parallel zur Behandlung der Klimakteriumleiden mußte also die Leberentgiftung mit Hilfe pflanzlicher Lebermittel und Gelb-Bestrahlung an den Leberpunkten erfolgen. Die Hormongaben wurden langsam bis auf Null abgesetzt.
(Die Zuführung von Hormonen – die ja nicht Bestandteil unserer natürlichen Ernährung sind – bewirkt, daß die Hirnanhangdrüse, welche normalerweise die Hormonsteuerung im Körper vornimmt, teilweise »außer Gefecht« gesetzt wird. Damit wird eine natürliche Selbstregulierung des Körpers erschwert oder verhindert.)

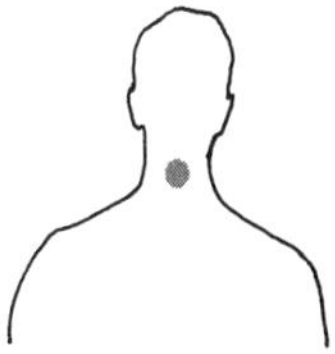

Die eigentliche Therapie bestand aus homöopathischen Mitteln und Bach-Blüten (Walnut und in diesem Fall noch Centaury), die täglich eingenommen wurden, und aus der Farbbehandlung: Blau zur Herabsetzung der Hitzesymptomatik, Orange zur Unterstützung der Hormonumstellung und Gelb zur Anregung der Leberfunktion.
Die Bestrahlung erfolgte zweimal wöchentlich: Blau am Nacken, Orange an der Schamhaargrenze, Gelb an den Leberpunkten (siehe Illustrationen). Außerdem riet ich ihr, im Schlafzimmer vermehrt Blau für Bettwäsche und Vorhänge zu benutzen und häufig ein blaues Halstuch zu tragen.

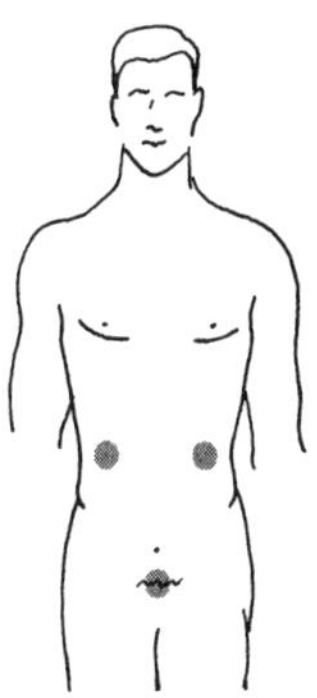

– Bei bestimmten Hautallergien (zum Beispiel Sonnenflecken), eitrigen Wunden, Krampfadern und Hämorrhoiden wird Blau auf die entsprechende Körperstelle gestrahlt. Das kühle Blau wird die hitzigen und nervös bedingten Beschwerden lindern, wenn sich auch oft die Behandlung nicht ausschließlich auf Blau beschränken wird.

- Blau ist zudem bei allen Arten von Verbrennungen nützlich.
- Nervöse Störungen, wie Schlaflosigkeit, übermäßiger Redefluß und Zappeligkeit bei Kindern (den sogenannten Zappelphilipps) lassen sich mit Blau wirksam beruhigen.
- Blau kommt im Rahmen der Farbbehandlung eine besondere Rolle bei Suchtabhängigkeiten zu. Allen Suchtabhängigkeiten von Alkohol, Zigaretten, Drogen (jeder Art, auch den verharmlosend sanft genannten!), Medikamenten, aber auch Geld, Macht usw. liegt eine Funktionsstörung der Hirnanhangdrüse zugrunde.

  Der spirituelle Hintergrund dazu ist der Verlust der eigenen Mitte und der bewußten Verbindung zur Seelenkraft. Sitz der Seele bzw. des Selbst ist bekanntlich das Dritte Auge, welches die feinstoffliche Entsprechung zur Hirnanhangdrüse darstellt.

  Bei Suchtkranken werden jene Tiefe, Fülle und Farbigkeit, jener Reichtum und Sinn, der allein aus der bewußten Erfahrung der Seele als Teil einer großen schöpferischen Ordnung erwächst, in Stoffen und Zuständen gesucht, die wie Strohfeuer wirken. Je mehr man man die Seelenkräfte vernachlässigt oder gar negiert, desto schwieriger wird ein Zurückfinden ohne allzu schwere Zusammenbrüche und fatale Krisen.

  Denn Alkohol, Tabak, Drogen und Medikamente können nicht vollkommen abgebaut werden, und sie beeinflussen direkt und indirekt das fein abgestimmte System der sogenannten endokrinen Drüsen, einschließlich der »Hauptsteuerung« durch die Hirnanhangdrüse.

  An dieser Stelle können wir nicht weiter in Einzelheiten

gehen. Jede sinnvolle Therapie von Suchtabhängigkeiten wird allerdings von den oben genannten Grundtatsachen ausgehen. Eine ganzheitliche Behandlung muß also auch dazu führen, die bewußte Verbindung zur Seele bzw. zum Selbst zurückzugewinnen. Dabei kann – neben Bach-Blüten-Essenzen, Homöopathie und spiritueller Beratung usw. – die Farbtherapie wichtige Dienste leisten.

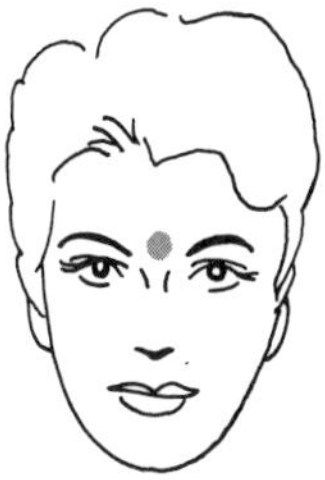

– Blau stärkt die Einstimmung auf das Kraftzentrum am Dritten Auge (siehe Illustration) und hilft, die Hirnanhangdrüse zu harmonisieren. Blau läßt nichtmaterielle Zusammenhänge und Wahrheiten besser erkennen.

Gelb wird zusätzlich, wenn notwendig, das rationale Verstehen fördern, warum eine innere und äußere Umkehr notwendig ist.

## *Gelb*

**Bedeutung** Gelb ist eine warme, heitere und helle Farbe.

Gelb steht für wachen Verstand, Intellekt und Fähigkeit zur Analyse.

Gelb entspricht Offenheit, gedanklichem Austausch, Beweglichkeit und Weltzugewandtheit.

Gelb bedeutet geistige Antriebsstärke und Auffassungsgabe, praktischen Lebenssinn, aber auch Karriere.

Gelb symbolisiert die Schwingung der Sonne, als Zustand der gedanklichen Erregung, aber auch Neid und Eifersucht.

Gelb ist die Farbe des reifen Korns, des »Goldenen Oktobers«, der Reife schlechthin.

Besonders zu beachten ist: Choleriker und Menschen mit Schilddrüsenüberfunktion müssen im Umgang mit Gelb in der Farbtherapie umsichtig sein, um Überreizungen zu vermeiden.

Gelb fördert die Nieren-, Leber- und Gallenfunktionen sowie die Lymphdrüsentätigkeit, also die Säfteproduktion. Gelb regt die Gedankentätigkeit und das Interesse am eigenen Leben und an der Umwelt an und wirkt somit gegen Teilnahmslosigkeit.

Gelb

**Therapie**
- kann den Blutdruck steigern;
- kann eine geschwächte Magenfunktion aktivieren und bei Nierenstörungen helfen;
- kann die Lebertätigkeit (zum Beispiel bei Gelbsucht) erhöhen und damit Entgiftungsprozesse der Leber unterstützen;
- kann chronische Funktionsstörungen (zum Beispiel der Lymphdrüsen) in akute Zustände überführen und damit die Behandlungschancen erhöhen;

- kann bei Teilnahmslosigkeit und Mangel an Interesse an der Gegenwart wieder die aktive Zuwendung zur Welt fördern;
- kann bei Resignation (zum Beispiel Kranker in bezug auf ihre Gesundung) neue Hoffnung wecken;
- kann über das Sonnengeflecht den Lebensantrieb stärken.

Beispiele

**Aus der Praxis**

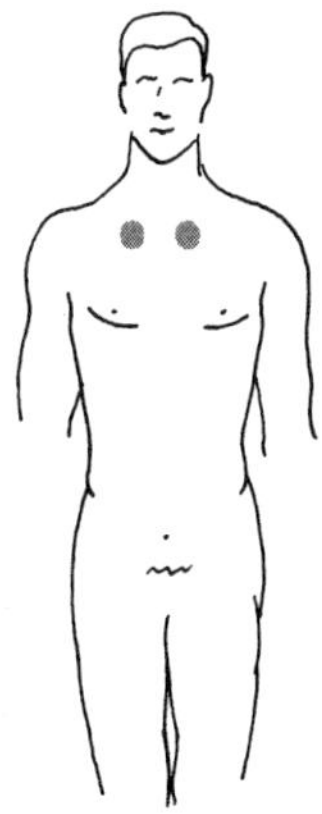

- Gelb als warme Farbe kann den Blutdruck steigern. Es ist interessant festzustellen, daß der Blutdruck auf Rot (und, mit Einschränkung, auch auf Orange) nicht in dem Maße günstig anspricht wie auf das »schwächere« Gelb. Häufig ist niedriger Blutdruck auf zu schwache Magensaftproduktion zurückzuführen.
- Gelb regt die Magensaftproduktion an. (Weiterhin sind in solchen Fällen pflanzliche Bitterstoffe wirksam.) Bei allen Störungen der Säfteproduktion und damit der mangelhaften Verdauung sowie bei Störungen, die die Entgiftung des Organismus betreffen, also der Funktionsschwäche des Stoffwechsels, kann Gelb helfen.
- Ein sechsunddreißig Jahre alter Mann kam in die Praxis und klagte über Übelkeit im Magen und das Gefühl eines »Steines« im Magen, zudem Appetitlosigkeit und Schwindelzustände aufgrund von Erschöpfung.

  Nach Blutdruckmessung und Kirliandiagnose stellte sich bereits heraus, daß offensichtlich die Magensaftproduktion zu gering und der Blutdruck zu niedrig war.

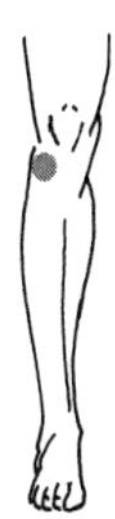

  Allein die Gelb-Bestrahlung im vorderen Schulterbereich (siehe Illustration rechts oben) befreite ihn sogleich vom Schwindelgefühl und normalisierte spontan den Blutdruck. Zusätzlich erfolgten eine viermalige Gelb-Bestrahlung der Magenpunkte seitlich unterhalb der Knie (siehe Illustration) innerhalb von zwei Wochen, die tägliche Einnahme pflanzlicher Bittermittel und die Harmonisierung seiner Lebenseinstellung mit der Bach-Blüte

*Honeysuckle.* Dieser Mann fühlte sich nach der zweiwöchigen Behandlung beschwerdefrei.

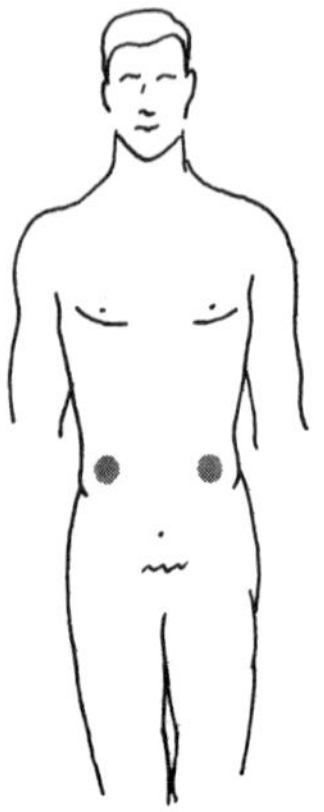

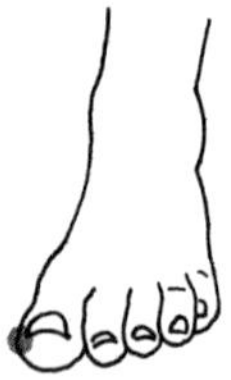

- Eine junge Frau, Ende Zwanzig, klagte beim ersten Besuch in der Praxis über leichte allgemeine Übelkeit, Schwierigkeiten mit einer geregelten Verdauung, eine Tendenz zu geschwollenen Venen in den Füßen und ab und zu leichte Kopfschmerzen.
  Das Kirlianbild wies auf eine ungenügende Leberfunktion hin. Daraufhin wurden die Leberpunkte am Rand des Rippenbogens und an den großen Zehen (siehe Illustrationen) bestrahlt sowie pflanzliche Lebermittel verordnet. Auf dem Kontrollbild zwanzig Minuten später zeigte sich bereits eine Aktivierung der Leberfunktion. Die junge Frau fühlte sich zusehends besser und nach drei bis vier Wochen beschwerdefrei, muß aber weiter die Leber mit pflanzlichen Lebermitteln von Zeit zu Zeit unterstützen und vor allem auf Alkohol, den sie sowieso nicht verträgt, verzichten.
  Eine interessante Beobachtung beim Umgang mit pflanzlichen Lebermitteln: Viele »Leberpflanzen« tragen gelbe Blüten, zum Beispiel Löwenzahn, Schöllkraut, Ringelblume, Johanniskraut und Schlüsselblume.
- Wenn die Niere und/oder die Lymphdrüsen angeregt werden sollen, wird man Gelb an die entsprechenden Punkte strahlen. Diagnose und Behandlung sollten dem Fachmann bzw. der Fachfrau überlassen bleiben (Vorsicht bei Bestrahlung der Lymphdrüsenpunkte bei Bluthochdruck)!
- Noch ein praktisches Beispiel, diesmal aus der Erfahrung des Coautors: Unbestimmte unangenehme Staugefühle in den Lymphgefäßen nach einer bereits zwei Jahre zurückliegenden Extraktion eines Weisheitszahns lösten sich spontan innerhalb von einer Viertelstunde auf, nachdem der Unterkiefer von außen etwa drei Minuten mit Gelb bestrahlt wurde. Die Behandlung dauert noch an, während wir dieses Buch schreiben.

– Für Gelb in der Farbbestrahlung zur Steigerung der Lernfreude und des Eifers (vor allem bei Kindern), zur Anregung der Arbeitslust, zur Stärkung der Teilnahme am Umweltgeschehen und Erweckung von Interesse an der aktiven, bewußten Gestaltung des eigenen Lebens gibt es keine spezifischen Punkte. Vielmehr sollte die heitere Sonnenfarbe Gelb im persönlichen Umfeld verwendet werden – gelbe Blumen, gelbe Kleidungsstücke, notfalls auch einmal gelbe Wandfarbe, gelber Teppich, gelbe Aktendeckel im Büro usw.

## *Violett*

**Bedeutung** Violett ist die am stärksten künstlerische und metaphysische Farbe, sie ist auch die Farbe von Alchemie, Magie und Mystik.

Violett besitzt die höchste Schwingungsfrequenz und zugleich die kürzeste Wellenlänge (des sichtbaren Lichtspektrums).

Violett gilt sowohl als Farbe der kosmischen Energie wie auch der Radioaktivität.

Violett steht für spirituelle Erfahrungen (auch Leidenserfahrungen) und Bewußtheit.

Violett ist die Farbe des New Age bzw. des Wassermann-Zeitalters und damit die Farbe der Inspiration.

Beim Experimentieren mit Violett wird man feststellen, daß es normalerweise eine angenehm kühlende Wirkung besitzt. Allerdings kann es bei längerer Bestrahlung am Scheitelzentrum auch zu Kopfschmerzen und Schwermut führen, an anderen Stellen zu einem bestimmten stechenden Kribbeln (Ausgleichsfarbe ist dann Gelb).

Violett ist die am stärksten reinigende Farbe, die, vor allem über geistige Ebenen, auf das Gemüt wirkt. Mit Violett lassen sich Disharmonien zwischen polaren Schwingungen ausgleichen, also zwischen yin und yang, aktiv und passiv, weiblich und männlich.

Violett

**Therapie**
- kann eingesetzt werden, wenn äußerlich sichtbare Unreinheiten vorliegen oder man das Bedürfnis zur »inneren« Reinigung spürt;
- kann den Schwingungsausgleich zwischen den beiden Hirnhälften bewirken;
- kann zur Öffnung des Bewußtseins für nichtmaterielle Lebenserfahrung dienen.

Beispiele bzw. Anwendungsvorschläge

**Aus der Praxis**

Es lassen sich zwar eine ganze Reihe von Fallbeispielen anführen, da Violett aber eine vor allem psychisch wirksame Heilfarbe ist, sind »handfeste« Wirkungen noch subjektiver als bei den anderen Farben. Deshalb folgen im wesentlichen Anwendungsvorschläge, die erst noch weiter erprobt und systematisiert werden müssen.

Erwiesen ist, daß Violett-Bestrahlung Wunden schneller heilen läßt, ähnlich wie Blau. Der Einsatz der Komplementärfarben Violett und Gelb mit der Bach-Blüte *Crab Apple* wird später erläutert.

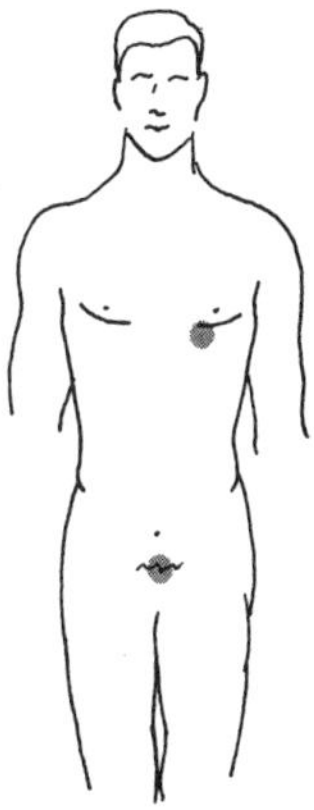

Aus der eigenen Praxis ist ein Fall zu erwähnen, bei dem der Stimmverlust einer sehr medial veranlagten Frau Mitte Fünfzig, die Sängerin ist, mit häufiger Violett-Bestrahlung wieder vollkommen aufgehoben werden konnte.

Auch bei Akne, besonders bei psychisch bedingter und beim Auftreten in der Pubertät, hat Violett gute Resultate gezeitigt.

**Violett** wird vor allem von vorn auf das Herzzentrum gestrahlt, hinten in die Mitte des Rückens, in die Mitte der Schamhaargrenze und oben aufs Scheitelzentrum (siehe Illustrationen).

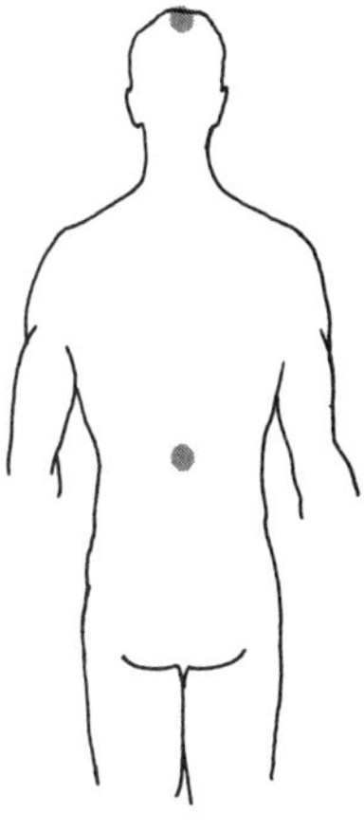

**Violett** kann die höhere Intuition anregen, was besonders bei sehr intellektuell und materiell eingestellten Menschen notwendig sein kann (hier also wiederum in der Komplementärfunktion zu Gelb).

Dazu gehört der Ausgleich der Schwingungen zwischen den beiden Gehirnhälften, der linken, aktiven, männlichen, extrovertierten, praktischen und der rechten, passiven, weiblichen, introvertierten, künstlerischen.

Mit diesem Ausgleich ist oft auch eine Harmonisierung der weiblichen und männlichen Kräfte, der Anima und des Animus, verbunden. In einer Zeit der Neuorientierung auch in bezug auf die Rollenverteilung zwischen den Geschlechtern, der Entwicklung neuer Sensibilität und Bewußtheit und eines Selbstverständnisses, das über reine Sexualität hinausgehen muß, kann Violett uns für wesentliche geistige und metaphysische Einsichten öffnen.

Als Reinigungsfarbe wird Violett übrigens auch dann helfen können, wenn man sich von ungünstigen Einflüssen oder sogar »Wesen« beeinflußt fühlt. Manche Menschen sind für solche »astralen« Einflüsse vor allem dann empfänglich, wenn sie über eine zu starke Öffnung des Sonnengeflechts (zu viel Gelb im »Gefühlszentrum« im Bauch) mit Gefühls-, Gedanken- und Jenseitskräften in Berührung kommen, ohne durch eine geistige Führung (zum Beispiel einen kompetenten spirituellen Meister) geschützt zu sein.

(Über diese Zusammenhänge zwischen körperlichen, feinstofflichen und metaphysischen Ebenen werden die Autoren in einem geplanten Handbuch über fortgeschrittene Farbtherapie ausführlicher berichten können.)

## *Türkis*

**Türkis** nimmt in der Farbtherapie aus mehreren Gründen eine Sonderstellung ein.

Zum einen wird es bislang nur sehr selten angewendet. In der »klassischen« Farbenlehre taucht es nicht auf (siehe Goethe-Farbkreis) und erfährt deshalb auch keine unumstrittene komplementäre Zuordnung zu einer anderen Farbe. Auch die bekannte Zuordnung der Komplementärfarben beruht auf bestimmten Konventionen.

Eine mögliche Zuordnung sieht so aus:

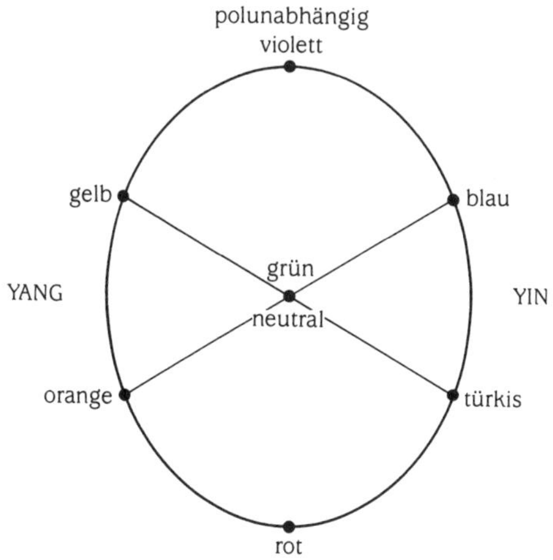


**Farbe des Kehlkopfzentrums**

Wir gehen von der östlichen Farben- und Chakraphilosophie einerseits und praktischen Anwendungserfahrungen bei uns im Westen andererseits aus, wenn wir die Farbe Türkis als die Farbe des Kehlkopfzentrums erkennen. Als eventuelle Komplementärfarbe für Türkis kommt Gelbgrün in Frage.

**Bedeutung**

**Türkis** ist eine erfrischende und kühlende Farbe.

**Türkis** gilt als Farbe der schöpferischen Gedankenkraft, des klaren sprachlichen Ausdrucks und der aufrichtigen Kommunikation.

**Türkis** symbolisiert Wahrheit.

**Türkis** steht für die Schilddrüse und ihre Steuerungsfunktionen und den Ausgleich von nicht erkannten, disharmonischen Emotionen.

**Türkis** ist das weite Himmelsgewölbe über unserer irdischen Wohnstatt, das uns einen Blick in die Unendlichkeit erlaubt.

**Türkis** stellt eine Brücke zwischen Erde und Äther dar.

Gefahren beim Umgang mit Türkis in der Farbtherapie sind uns nicht bekannt.

**Therapie**

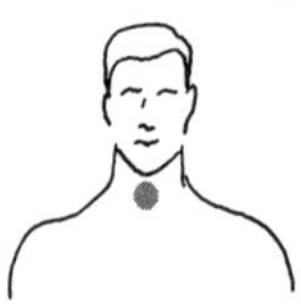

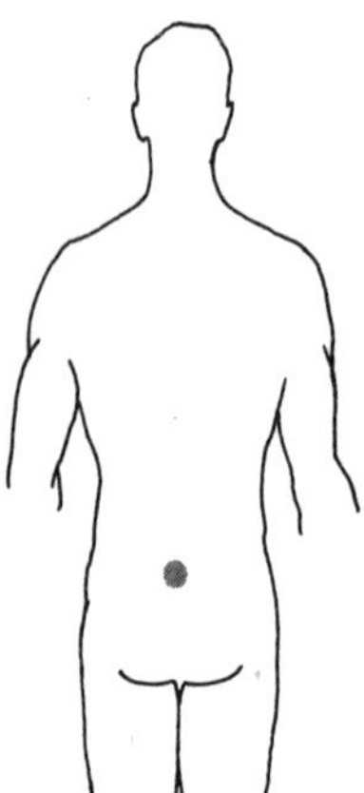

**Türkis** wird vor allem bei disharmonisch erregter Tätigkeit der Schilddrüse eingesetzt, bisweilen auch zur Harmonisierung des Sexualzentrums bei übersteigerter Sexualität. Es bewährt sich auch bei geistigen Erschöpfungszuständen durch Streß, aber ebenso durch »elektromagnetischen Smog« (stundenlange Arbeit bzw. Aufenthalt vor nicht abgeschirmten Computern, Fernsehern, in der Nähe von Radiosendern und Radarstationen usw.).

In der Tradition der Pueblo-Indianer sind Fenster- und Türstöcke türkis, um die bösen Geister zu bannen; den mesoamerikanischen Indianern galt der Türkis als Götterstein.

**Türkis** strahlt man auf den Schilddrüsenbereich und die Kreuzbeingegend (siehe Illustrationen).

## *Weiß und Schwarz*

Weiß und Schwarz, also Licht, das alle Farben beinhaltet, und Dunkelheit, die alle Farben absorbiert, spielen in der Farbtherapie eine wichtige Rolle.

**Schwarz**

Schwarz, das heißt Dunkelheit, Abschalten von Licht- und Farbreizen jeder Art, ist vor allem dann notwendig, wenn Menschen unter extremen Erschöpfungszuständen und/oder psychosomatischer Überreizung leiden. Die Dunkelheit hilft, zunächst zur Ruhe zu finden. Eine Farbbehandlung kann dann um so wirkungsvoller ansetzen. Deshalb ist es so wichtig, die Nachtruhe in natürlicher Dunkelheit zu verbringen, um eine tiefgreifende Erholung durch den Schlaf zu erzielen.

Dauernd Schwarz zu tragen, ist nicht empfehlenswert, weil darin entweder verdeckte Aggressionen und Machtansprüche ausgedrückt werden oder man Energien von außen ungefiltert aufnimmt. (Negativbeispiele: die SS, schwarzmagische Kulte.)

**Weiß**

Bei Weiß muß man unterscheiden zwischen weißem Licht, welches das ganze Spektrum der Farben – zu Weiß vereint – abstrahlt, und weißen Oberflächen, die weiß reflektieren.

Weiß wird in der *spezifischen Farbtherapie* nicht eingesetzt. Wir sind auf der Erde in einem Entwicklungsstadium, in dem wir auf die äußere Einwirkung von weißem »Vollspektrumlicht« zur Heilung spezifischer Krankheiten (noch) nicht ansprechen.

Das bedeutet nicht, auf die Energie oder Schwingung des weißen Lichts zu verzichten. Das unspezifisch wirkende weiße Sonnenlicht ist vielmehr lebensnotwendig – ohne Sonnenlicht werden wir krank, mit zuviel aber auch! Zuviel weißes Licht »verbrennt«, zuviel direkte Sonne verbrennt unsere Haut.

Für unser Licht zu Hause oder am Arbeitsplatz ist das sogenannte Vollspektrum-Licht am wenigsten schädlich. Derartige Beleuchtungskörper werden inzwischen im Handel angeboten.

Weiß in der Kleidung und als Wandfarbe reflektiert alle Lichtwellen, ohne eine bestimmte Farbe herauszufiltern. Es besitzt im Vergleich zum Sonnen- oder Kunstlicht allerdings keine eigene Strahlkraft. So wirkt es nicht als direkte Energie, sondern vielmehr als Befreiung von Farb- und anderen Einflüssen.

Weiß in der Kleidung gilt als bewußte Ausrichtung auf Reinheit, Klarheit und Neubeginn (wenn nicht aufgesetzte »Heiligkeitsansprüche« dahinterstehen).

## Zusammenfassende Stichworte zu den Heilfarben

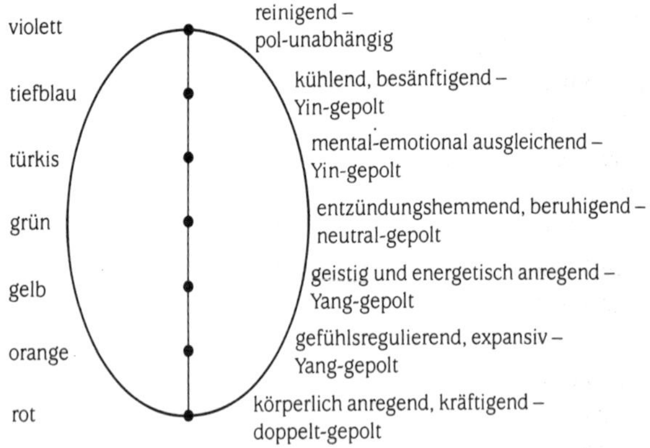
violett
reinigend – pol-unabhängig
tiefblau
kühlend, besänftigend – Yin-gepolt
türkis
mental-emotional ausgleichend – Yin-gepolt
grün
entzündungshemmend, beruhigend – neutral-gepolt
gelb
geistig und energetisch anregend – Yang-gepolt
orange
gefühlsregulierend, expansiv – Yang-gepolt
rot
körperlich anregend, kräftigend – doppelt-gepolt

Die Stichworte sind als Anhaltspunkte zu verstehen, nicht als unveränderliche Festlegungen. Es kommt immer auf den Ausgangspunkt und die Ausrichtung an, welche Bezüge zwischen Farben und Wirkungen hergestellt werden. Geht es um körperliche, emotionale, geistige oder spirituelle Gesundheit? Oder geht es um das Erleben und die Aktivierung der Kraftzentren, der sogenannten Chakras?
Oder handelt es sich vielleicht um farbenphilosophische Überlegungen?
Bitte nutzen Sie diese und andere Angaben in unserem Handbuch, um eigene Erfahrungen zu sammeln. Letztlich sind Sie selbst der beste »Experte«, um Ihr Leben eigenverantwortlich zu führen, Gesundheit zu verwirklichen und Sinn zu erfahren.

Wir hatten eingangs darauf hingewiesen: Diese Übersicht dient als eine Einführung in die Selbsthilfe durch Farbtherapie.

Sie ersetzt nicht die weitere Forschung und eigene praktische Erprobung; sie ersetzt auch nicht die Eigenverantwortung und freie Therapiewahl oder die Beratung und Behandlung durch einen kompetenten Heilkundigen, wo dies angezeigt ist.

## *Techniken der Farbtherapie*

Wir haben bislang immer von *Farbbestrahlung* gesprochen. Die Farbtherapie kennt jedoch mehrere sinnvolle Techniken, Farben zur Heilung einzusetzen. Die wichtigsten sind in der unten stehenden Zusammenfassung erfaßt.

**Farbbestrahlung**

**Farbbestrahlung mit Farblampen**: Diese Farbbestrahlung wird flächig auf den ganzen Körper oder einzelne Körperteile oder gezielt auf spezifische Bereiche und Punkte, wie sie im weiteren beschrieben und illustriert sind, vorgenommen. (Hinweis auf eine Farb-Handlampe siehe Seite 213 f.)

**Andere Techniken**

**Auflegen von Farbfolien oder Farbtüchern** auf bestimmte Bereiche, zum Beispiel Kraftzentren (Chakras).

**Aufkleben von Farbpunkten** oder Aufmalen von Farben mit Stiften, gezielt auf Akupunktur- und Akupressurpunkte.

**Tragen ausgewählter farbiger Kleidungsstücke**, vor allem Hemden, Blusen, Schals, Wäsche und evtl. Hüte.

(Vorsicht bei getönten Brillen und Kontaktlinsen: Sie beeinträchtigen häufig die natürliche Regenerationskraft der Augen.)

**Einnahme farbig bestrahlten Quellwassers** (zum Beispiel in farbiger Flasche einen Tag lang im Sonnenlicht stehen lassen).

**Bewußte Auswahl bestimmter Lebensmittel nach Far-**

ben (so heißt es bekanntlich, daß man möglichst sowohl roten als auch grünen und gelben bzw. weißen Salat essen soll; eine farbige Vielfalt der Ernährung trägt zur natürlichen Harmonisierung bei).

**Freies Farben-Malen** (Ausdruckszeichnen), um die derzeitige Gemütsschwingung unmittelbar zu sehen und zu erkennen.

**Visualisation von Farben** – mental oder in der Meditation (siehe sechstes Kapitel).

Wenn eine Farbbestrahlung aus irgendwelchen Gründen nicht in Frage kommt, können die aufgeführten anderen Techniken sinngemäß angewandt werden.

# *Die Kombination von Bach-Blüten-Essenzen und Farbtherapie*

Bach-Blüten-Essenzen und Farbtherapie ergänzen sich. In beiden Fällen beruhen die jeweiligen Heilwirkungen auf den Energien, den Schwingungsfrequenzen.

Zunächst einmal schiene es einleuchtend, wenn zu jeder der sieben Bach-Blüten-Gruppen auch jeweils eine der sieben genannten Farben gehörte. Die Entsprechung zu den sieben Hauptchakras, den sieben Strahlen, den sieben Gestirnen der alten Astrologie und anderen »Siebenern« liegt nahe. Die Praxis hat jedoch erwiesen, daß sich in einigen Fällen Bach-Blüten und jeweils *zwei* Farben am besten therapeutisch ergänzen.

Die folgenden Entsprechungen zwischen Bach-Blüten-Essenzen und Farbtherapie wurden auf ähnliche Weise gefunden wie die Zuordnung von Bach-Blüten und Heilwirkungen: durch Selbstversuche, mannigfaltige Anwendung in der Heilpraxis, Forschung und Intuition.

**Gegenseitig verstärkende Wirkung**

Allgemein gilt: Wenn man eine Bach-Blüten-Essenz als passend erkannt hat, so wird die jeweils angegebene Farbe die Wirkung deren harmonisierender Schwingung noch weiter verstärken.

Aber man kann auch umgekehrt vorgehen: Wenn man feststellt, daß eine bestimmte Farbe die notwendige therapeutische Wirkung hat, so empfiehlt sich, unter den verschiedenen angegebenen Bach-Blüten die entsprechende Essenz zu ermitteln.

Es gibt inzwischen einen handlichen Satz von Bach-Blüten-Farbkarten, die auf der Vorderseite das Bild jeweils

**Bach-Blüten-Farbkarten**

einer Bach-Blüte und auf der Rückseite die entsprechende Farbe zeigen. Ein Satz von Bach-Blüten-Farbkarten ist in allen guten Buchhandlungen erhältlich. Siehe hierzu auch Anzeige von AGM hinten im Buch. Dieses »Kartenspiel« läßt sich sehr gut verwenden, um intuitiv herauszufinden, welche Schwingung man in sich selbst stärken und harmonisieren sollte (siehe ausführliche Beschreibung Seite 205 ff.).

Auf den nächsten Seiten finden Sie die Zuordnung von Farben zu den sieben Hauptgruppen der Bach-Blüten-Essenzen (einen Hinweis auf eine geeignete Farb-Handlampe zur Bestrahlung mit verschiedenen Farben, auch mit Pyramidenfokus, finden Sie auf Seite 213 f.).

## *Gruppe 1:*
## *»Angst«*

**Heilfarbe Gelb**

Zur Gruppe »Angst« gehören bekanntlich:
- Rock Rose (Gelbes Sonnenröschen)
- Mimulus (Gefleckte Gauklerblume)
- Cherry Plum (Kirschpflaume)
- Aspen (Zitterpappel)
- Red Chestnut (Rote Kastanie)

*Alle* fünf Essenzen werden in ihrer Heilwirkung durch *Gelb* ergänzt, das auf der *Yinseite* (Vorderseite des Körpers) eingesetzt wird.

Am sinnvollsten läßt man *Gelb* am unteren Ende des Brustbeins einwirken (siehe Illustration), weil wir dort das angstauflösende *Gelb* am besten aufnehmen und umsetzen können. Anders gesagt: An diesem Punkt sind wir am empfänglichsten für Energien, die geeignet sind, Angst auszugleichen und uns zu harmonisieren. (Der geschulte Akupunkteur kennt diesen »Angstpunkt« als KG 15.)

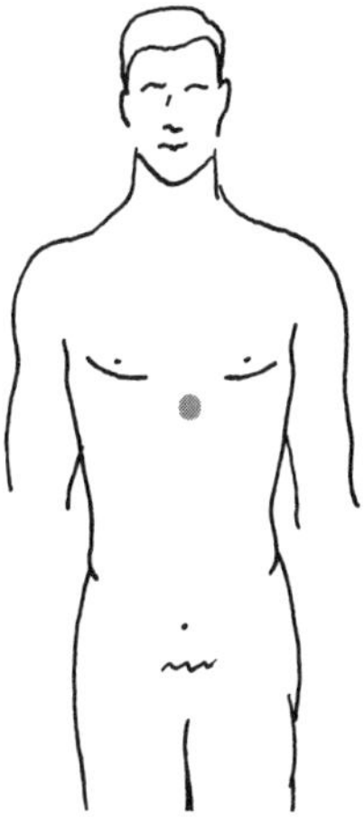

## *Gruppe 2:*
## *»Unsicherheit«*

**Heilfarben Rot und Grün**

Zur Gruppe »Unsicherheit« gehören:

- Cerato (Bleiwurz)
- Scleranthus (Einjähriger Knäuel)
- Gentian (Bitterer Enzian)
- Gorse (Stechginster)
- Hornbeam (Hainbuche)
- Wild Oat (Waldtrespe)

*Alle* diese Essenzen entsprechen in ihrer Schwingung *Rot*, das auf die *Vorderseite* des Körpers einwirkt (siehe Illustration).

*Gorse* und *Wild Oat* wirken schneller und besser, wenn man *in diesem Fall* auf der Rückseite zusätzlich mit *Grün* bestrahlt (siehe Illustration).

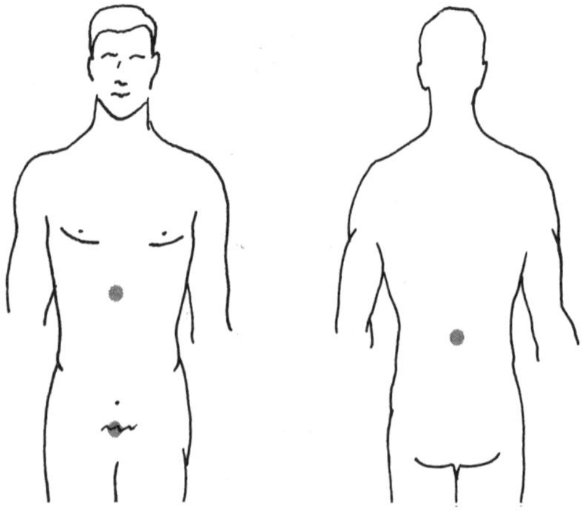

## *Gruppe 3:*
## *»Mangelndes Interesse an der Gegenwart«*

**Heilfarben**
**Gelb und Türkis**

Zur Gruppe »Interesselosigkeit« gehören:
- Clematis (Weiße Waldrebe)
- Honeysuckle (Jelängerjelieber)
- Wild Rose (Heckenrose)
- Olive (Olive)
- White Chestnut (Weiße Kastanie)
- Mustard (Ackersenf)
- Chestnut Bud (Knospe der Roßkastanie)

Die *ersten drei* Blütenessenzen – *Clematis, Honeysuckle* und *Wild Rose* – werden in ihrer harmonisierenden Wirkung in der Farbtherapie durch *Gelb* ergänzt, auf die *Vorderseite* des Körpers angewandt (allgemeingültige, spezifische Punkte sind hier nicht gegeben) (siehe Illustration).

Die *anderen vier* Mittel – *Olive, White Chestnut, Mustard, Chestnut Bud* – entsprechen in ihrer Schwingung *Türkis*, das auf den Halsbereich (Kehlkopfchakra und Schilddrüse) strahlt (siehe Illustration).

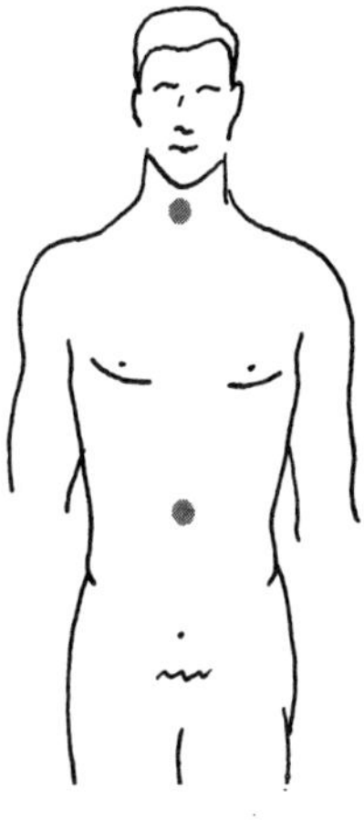

## *Gruppe 4:*
## *»Einsamkeit«*

**Heilfarben Grün und Rot**

Zu dieser Gruppe gehören:
- Water Violet (Sumpfwasserfeder)
- Impatiens (Drüsentragendes Springkraut)
- Heather (Heidekraut)

*Alle* drei Blütenessenzen werden durch *Grün* ergänzt, auf der Yang-Seite, in der *Mitte des Rückens* (siehe Illustration).

Bei *Heather* wird dessen Wirkung durch *Rot* auf der *Vorderseite* des Körpers verstärkt.

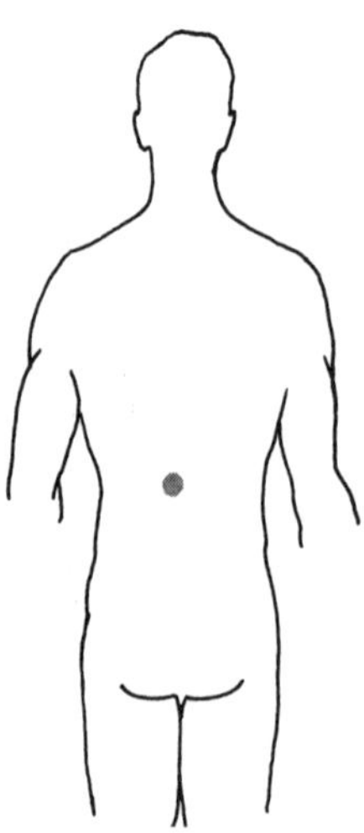

## *Gruppe 5:*
## *»Überempfindlichkeit für Ideen und Einflüsse«*

**Heilfarben**
**Blau und Orange**

Zu dieser Gruppe gehören:
- Agrimony (Odermennig)
- Centaury (Tausendgüldenkraut)
- Walnut (Walnuß)
- Holly (Stechpalme)

Bei *allen* Mitteln der Gruppe 4 entspricht *Blau* der notwendigen Schwingung.

Es wird die *Rückseite* des Körpers (vor allem im Nackenbereich) bestrahlt (siehe Illustration).

Wenn *Holly* die ausgewählte Blütenessenz ist, hilft *Orange* an der Mitte der oberen Schamhaargrenze zusätzlich (siehe Illustration).

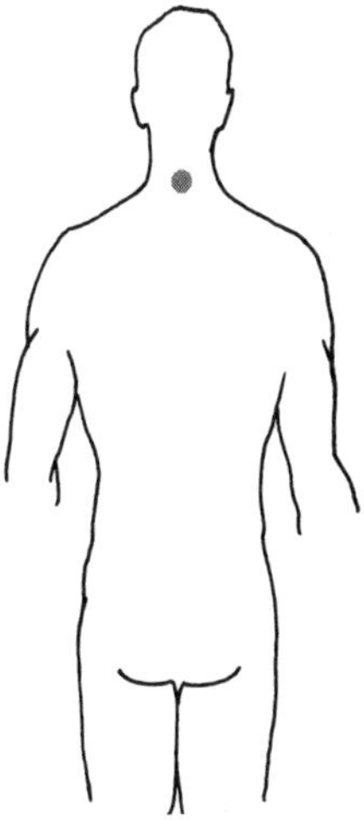

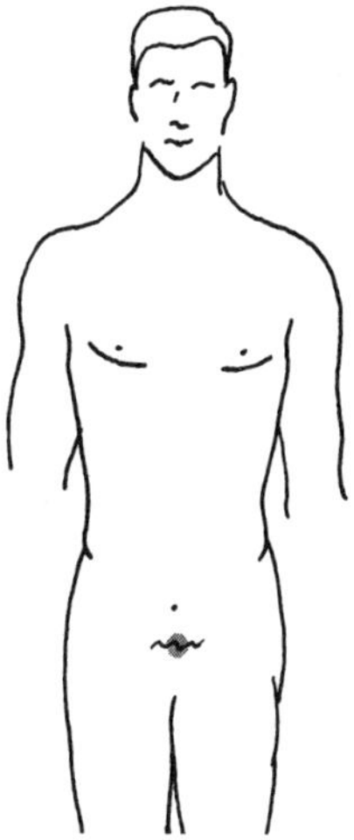

## *Gruppe 6: »Mutlosigkeit – Verzweiflung«*

**Heilfarben Orange und Violett**

Zu dieser Gruppe gehören:
- Larch (Lärche)
- Pine (Föhre)
- Elm (Ulme)
- Sweet Chestnut (Edelkastanie)
- Star of Bethlehem (Goldiger Milchstern)
- Willow (Weide)
- Oak (Eiche)
- Crab Apple (Holzapfel)

Der Schwingung *aller* dieser Essenzen *außer Crab Apple* entspricht in der Farbtherapie *Orange*. Die Farbe *Orange* wird auf den *Rücken* zwischen die Schulterblätter gerichtet (siehe Illustration).

Bei *Crab Apple* wird *Violett* in der Mitte der oberen Schamhaargrenze eingesetzt und am Scheitelzentrum (siehe Illustration).

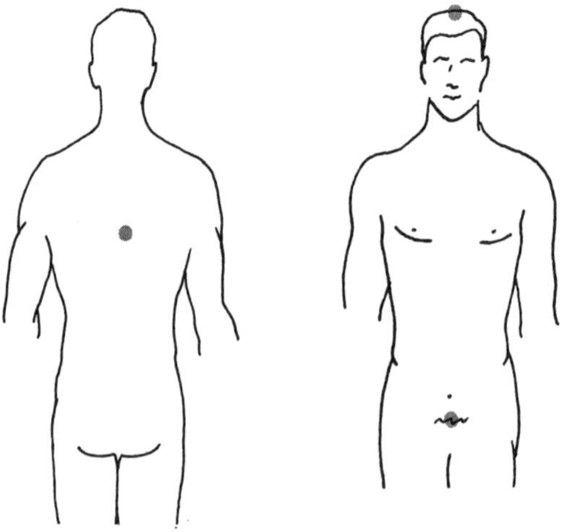

## *Gruppe 7: »Übertriebene Sorge um das Wohl anderer«*

**Heilfarbe Grün**

Zu dieser Gruppe gehören:
- Chicory (Wegwarte)
- Vervain (Eisenkraut)
- Vine (Weinrebe)
- Beech (Rotbuche)
- Rock Water (Heilquellenwasser)

*Alle* fünf Essenzen werden durch *Grün* auf dem *Rücken* – etwa in der Mitte oberhalb der Taille – wirkungsvoll verstärkt (siehe Illustration).

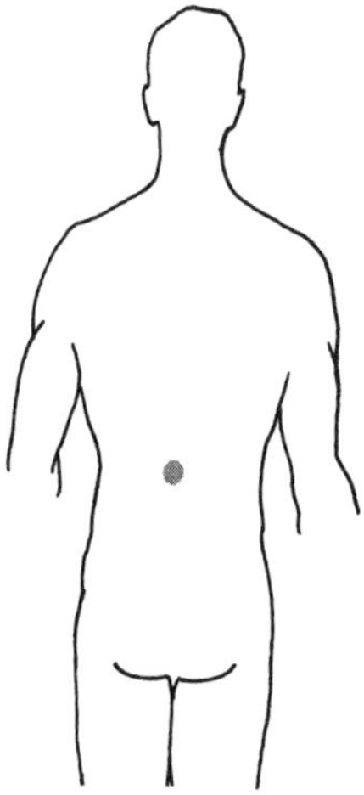

3. Kapitel

# *Naturheilmittel als Erste Hilfe*

## *Was grundsätzlich zu beachten ist*

Richtig angewandte Naturheilkunde wirkt selbstverständlich auch in Notfällen und als Erste Hilfe. *In allen ernsten Notfällen gilt allerdings stets, so rasch als möglich den Notarzt herbeizurufen.* Denn der Laie ist Notfällen, oft auch aus psychischen Gründen, nicht immer gewachsen. Und der Heilkundige, insbesondere der Notarzt, ist geschult, in solchen Situationen zu helfen.

Uns geht es immer um die ganzheitliche Behandlung, weil wir uns Menschen und die Welt, in der wir leben, ebenfalls als eine Ganzheit verstehen. Deshalb sollte es nie eine Konkurrenz zwischen Schulmedizin und Naturheilkunde geben, sondern immer eine sinnvolle Ergänzung zwischen beiden; und übrigens auch kein Ausschließlichkeitsdogma von einer Naturheilmethode gegenüber anderen!

**Ganzheitliche Hilfe in Notfällen**

Bei Notfällen sind die folgenden Hinweise als Erste-Hilfe-Maßnahmen zu verstehen, bis professionelle Hilfe eintrifft. Sie können im Urlaub nützlich sein, wenn man sich weitab vom nächsten Arzt befindet, auf Abenteuerreisen etwa oder wenn es aus anderen Gründen längere Zeit dauert, bis der Notarzt kommen kann.

Der Vorteil der Naturheilkunde besteht ja gerade darin, daß – bei richtiger Dosierung – nichts falsch gemacht werden kann. So werden naturheilkundliche Erste-Hilfe-Maßnahmen in Notfällen der weiteren medizinischen Behandlung nicht entgegenstehen; sie können aber den Weg zur Heilung bahnen – und, wenn sonst keine Hilfe herbeizuholen ist, die einzige Behandlungschance bedeuten.

Uns geht es in diesem Kapitel in erster Linie darum, Tips zu geben für die fast alltäglichen *kleineren Gesundheitsprobleme*, bei denen wir Erste Hilfe leisten müssen.

Sie finden auf den nächsten Seiten eine Übersicht zur Anwendung einiger besonders geeigneter Bach-Blüten-Essenzen in Kombination mit homöopathischen Mitteln, ab und zu auch mit Farbtherapie, als Erste-Hilfe-Maßnahmen in einer Reihe wichtiger Situationen.

Ausführlichere Darstellungen sind nachzulesen in Barbara Hendrich u. a.: »Homöopathische Erste Hilfe« und in Ravi und Carola Roy: »Selbstheilung durch Homöopathie«, Kapitel »Notfälle« (siehe Literaturverzeichnis).

**Ruhe bewahren**

Ein wichtiger Teil jeder Ersten Hilfe besteht darin, daß Sie Ruhe bewahren und zunächst zu erkennen versuchen, was das wichtigste ist – Wundversorgung, Schockbehandlung, Beruhigung und Tröstung usw. –, und gegebenenfalls medizinische Hilfe herbeirufen.

Wichtige Situationen des Alltags, in denen Erste Hilfe benötigt wird, sind:
- Verwundungen, Schnitt- und Stichverletzungen, offene Wunden
- Blutungen
- Verrenkungen, Verstauchungen, Zerrungen
- Quetschungen, Prellungen
- Knochenbrüche
- Verbrennungen, Verbrühungen, elektrische Schläge
- Erfrierungen
- Insektenstiche
- Tierbisse
- Sonnenstich, Hitzschlag, Sonnenbrand
- Schreck, Schock
- Vergewaltigung
- Ohnmacht
- Kollaps
- Asthmaanfälle

**Vergiftungen**

Auf Vergiftungen gehen wir hier nicht ein. Die Ursachen für Vergiftungen können zu verschiedenartig sein, die Giftstoffe nicht genügend bekannt und die Therapien zu komplex. Eine Reihe weiterer Notfälle können an dieser Stelle ebenfalls nicht behandelt werden, zum Beispiel Herzanfälle, Schlaganfall. Auf die weiten Bereiche von Kopf- und Rückenschmerzen wird das nächste Buch der Autoren über spezielle Farbtherapien eingehen. *Rescue Remedy* empfiehlt sich immer, stellt aber keine Behandlung dar, sondern eine – notwendige – seelische Stütze.

Wichtig: Lieber den Notarzt einmal zuviel als einmal zuwenig rufen!

# *Notfallhomöopathie durch Bach-Blüten-Essenzen und Farbtherapie unterstützt*

## *Verwundungen, Schnitt- und Stichverletzungen, offene Wunden*

Zuerst wird festgestellt, ob die Wunde blutet und ob man sie säubern muß.

Es ist gut, wenn kleinere Wunden anfangs bluten, um äußerlich bedingte Verunreinigungen, Blutvergiftung oder Wundstarrkrampf so unwahrscheinlich wie möglich zu machen (starke Blutungen siehe nächster Abschnitt). Bei kleineren Wunden empfiehlt sich durchaus, durch leichten Druck oder Massage um die Wunde herum die Blutung zunächst anzuregen, um die Selbstreinigung zu fördern.

Verschmutzte Wunden sollte man vorsichtig mit lauwarmem *Ringelblumenwasser (Calendula)* reinigen. (Nie Arnika auf offene Wunden!) Auf eine 1 Tasse Wasser gibt man 7 Tropfen Calendula-Essenz.

Bei kleineren Wunden nie Pflaster oder Verband benützen – Licht, Luft und Sonne heilen das Gewebe am besten und am schnellsten.

Die folgenden Angaben für die Anwendung von Bach-Blüten-Essenzen und Farbtherapie gelten für *alle* in diesem Abschnitt aufgeführten Wunden und Verletzungen.

**Bach-Blüten-Essenz**

**Rescue Remedy** (Notfalltropfen) kann sowohl innerlich wie äußerlich angewendet werden. Ca. 4 Tropfen der verdünnten Essenz stündlich auf die Zunge geben, bis die Beschwerden nachlassen. Wenn nur die Vorratsflasche mit der unverdünnten Essenz zur Verfügung steht, 1 bis 2 Tropfen auf die Zunge oder 4 Tropfen in ein kleines Glas Wasser geben und schluckweise trinken. Äußerlich können ca. 4 verdünnte Notfalltropfen auf die Wunde gegeben werden.

**Crab Apple** (10) zusätzlich, ca. 4 Tropfen, einnehmen, wenn man das Gefühl hat, daß eine innere und/oder äußere Reinigung (auch zum Beispiel bei eitrigen Wunden) notwendig sei.

**Farbtherapie**

**Grün** auf die Wunde strahlen, ca. 3 bis 4 Minuten, fördert die Heilung durch Anregung des Gewebewachstums.

**Blau** nimmt man bei allen eiternden Wunden (für solche Zwecke gibt es inzwischen handliche Farbtherapielampen mit und ohne Pyramidenfokus, siehe Seite 213f.).

**Homöopathie**

Anmerkung zur Dosierung: Wenn keine besondere weitere Angabe gemacht wird, erfolgt die *äußerliche* Behandlung bis zur sichtbaren Besserung, die *innerliche* Behandlung einmalig.

Bei *allen Wunden und Verletzungen:*
**Arnika D 30** in Tablettenform oder als Tropfen, innerlich, stündlich, 2 bis 3 Tabletten bzw. Tropfen, bis sich die Beschwerden spürbar bessern; oder **Arnika C 200**, also eine sogenannte Hochpotenz, als Kügelchen (Globuli), innerlich, eine *einmalige* Gabe von 2 Globuli.

Bei *Schnittverletzungen* zusätzlich:

**Staphisagria C 30** innerlich, stündlich bis notfalls viertelstündlich, 2 Globuli, bis sich die Beschwerden spürbar bessern.

Bei *Stichwunden*, auch bei Splitterverletzungen, zusätzlich:

**Ledum-Tinktur** für Umschläge, also äußerlich, 7 Tropfen auf 1 Tasse Wasser; und **Ledum C 200** innerlich, eine einmalige Gabe von 2 Globuli bei kleinen Stichen, bei größeren Stichwunden 2 Globuli alle 4 Stunden.

Wenn bei *Stichwunden* auch *Nerven* verletzt wurden, lindert **Hypericum** C 200 innerlich, einmalige Gabe, 2 Globuli.

Bei *Splitter-, Dornen- oder Stachelverletzungen*, wenn sich die Fremdkörper nicht mit der Pinzette entfernen lassen: Klebestreifen oder Leukoplast über den Fremdkörper kleben und abziehen; wenn sich der Fremdkörper weder dadurch noch durch ein warmes Seifenbad lösen läßt, **Silicea-Salbe** D 6 oder D 12 oder **Hypericum-Öl** (Johanniskraut-Öl) äußerlich auftragen.

Bei *allen eiternden Wunden* zusätzlich:

**Hepar Sulfuris** C 200 innerlich, 3 Globuli, zwei- bis dreimal innerhalb von 24 Stunden. Siehe außerdem **Mineralsalz Calcium sulf.** D 6, Nr. 12, dreimal täglich 4 Tabletten lutschen (siehe Seite 179).

Wenn die Wunde eitert, nachdem der Fremdkörper herausgebracht wurde, oder der Eiterungsprozeß selbst den Fremdkörper herausbefördert hat, zusätzlich: **Silicea** C 200 innerlich, 3 Globuli, zwei- bis dreimal innerhalb von 24 Stunden.

## *Blutungen*

Hier geht es um Blutungen aus harmlosen Wunden (zum Beispiel Schürfwunden), offenen Rißwunden und Schnittwunden, Blutungen nach Zahnextraktionen, Nasenbluten und um Blutungen, die mit besonderen Umständen bzw. körperlichen Symptomen einhergehen, wie körperliche Schwäche nach länger anhaltenden Blutungen und Blutverlust (zum Beispiel auch Menstruation).

Grundsätzlich sind Blutungen bei Verletzungen nicht etwa negativ, sondern nützlich und wichtig. Denn dadurch wird die Wunde auf natürliche Weise gereinigt.

**Achtung: Wenn die Blutung extrem stark ist, nicht aufhört usw., muß auf alle Fälle der Notarzt gerufen werden.** (Wenn hellrotes Blut stoßweise herausspritzt, ist eine Arterie verletzt. Man muß unbedingt ärztliche Hilfe herbeiholen oder sofort ins Krankenhaus fahren, eventuell oberhalb der Wunde abbinden oder abdrücken. Der homöopathisch ausgebildete Heilkundige wird in diesem Fall, falls auch noch Übelkeit, Lufthunger und kalter Schweiß auftreten, *zur Überbrückung* Ipecacuanha C 200 geben.)

Empfehlungen für Naturheilmittel als Erste Hilfe bei inneren Blutungen, Blutungen bei Knochenbrüchen oder Verdacht darauf und nicht näher bestimmbaren Blutungen (zum Beispiel nach Unfällen) können wir an dieser Stelle nicht geben. Solche Verletzungen müssen unbedingt sofort von kompetenten, medizinisch ausgebildeten Fachleuten versorgt und behandelt werden. (Man erkennt innere Blutungen daran, daß der Blutdruck abfällt, der Puls schnell, dünn und unregelmäßig wird und so schwach, daß er kaum zu fühlen ist. Andere Anzeichen sind Unruhe, Durst, Schwindel, Ohnmachtsgefühl, kalte, feuchte Haut, erweiterte Pupillen, große Angst und oberflächliche, unregelmäßige Atmung. Nur bei inneren Blutungen bei Kopfverletzungen ist der Puls langsam und schwach.)

**Bach-Blüten-Essenz**

Bei allen Blutungen (wie ja in allen Notfällen allgemein):

**Rescue Remedy** (Notfalltropfen) nur innerlich, alle 10 Minuten 4 Tropfen der Verdünnung auf die Zunge geben, bis die Blutungen nachlassen bzw. aufhören.

Achtung: Die Notfalltropfen sind in diesem Fall *keineswegs* als direkte Maßnahme zur Blutstillung anzusehen, sondern als zusätzliche Hilfe, um den Patienten auf eine positivere Seelenschwingung einzustellen, damit auch seelische Heilungskräfte aktiviert werden.

**Homöopathie**

Das blutstillende Mittel schlechthin ist **Arnika**, *nur innerlich* einzunehmen, nie äußerlich anzuwenden.

*Für alle Blutungen:*

**Arnika C 200** innerlich, bei schweren Verletzungen 2 Globuli alle 15 bis 30 Minuten, bis die Blutung nachläßt; sonst 2 bis 3 Globuli ein- bis dreimal während 24 Stunden. (Arnika fördert die Wundheilung, beschleunigt die Blutstillung, und außerdem wird eine etwaige Narbenbildung gemindert.)

Bei Blutungen nach *Zahnextraktionen*, wenn geschnitten wurde, aber auch bei *Kieferoperationen*:

**Arnika D 30** und **Staphisagria D 30** in Tropfenform gemischt, innerlich, 5 bis 7 Tropfen, alle 15 bis 30 Minuten, am ersten Tag; ab dem zweiten Tag dreimal täglich 10 Tropfen, wenn es noch nachblutet.

Außerdem hat sich als *Farbtherapie Grün-Bestrahlung* von außen auf die betroffene Stelle zur Förderung der Wundheilung bewährt.

Bei *Nasenbluten*, das sich »von allein« ergibt und nicht durch mechanische Verletzungen bewirkt wurde, handelt es sich um Blutstauungen im Körper, die dringend fachkundig behandelt werden sollten. Grundsätzlich sollte man die Nase zunächst einmal bluten lassen – wenn das Nasenbluten zu lange anhält, kommen zwei homöopathische Mittel zur Abstillung in Frage:

- **Hamamelis C 200** innerlich, bei *langsamem, lang andauerndem, dunklem* Nasenbluten ohne Gerinnung, 2 bis 3 Globuli, alle 15 bis 30 Minuten, bis die Blutung schwächer wird oder aufhört.
- **Ferrum phos.** C 200 innerlich bei *starkem, hellrotem Nasenbluten*, Dosierung wie oben.

Bei *Blutungen*, die auf einen *Sturz aus größerer Höhe* zurückgehen, wenn dies zu *hellroten, leichtflüssigen Blutungen* führt (egal, ob äußerlich oder innerlich, also auch bei Verdacht auf innere Blutungen, eventuell zu erkennen an hellrotem Blutspucken oder Bluthusten), immer **Millefolium C 200** innerlich, 2 bis 3 Globuli, je nach Schwere der Verletzung, alle 15 bis 30 Minuten bzw. dreimal innerhalb von 24 Stunden.

In der klassischen Homöopathie gibt man *zuerst Arnika* innerlich (Allgemeinmittel bei Blutungen und Verletzungen, siehe oben), *dann erst Millefolium*.

Zusätzlich, wenn man beim *Sturz auf den Rücken* gefallen ist und deshalb Schmerzen hat, **Hypericum C 200** innerlich, 2 bis 3 Globuli, zwei- bis dreimal innerhalb von 24 Stunden.

Bei *körperlicher Schwäche aufgrund von länger anhaltendem Blutverlust* (wie zum Beispiel in einigen Fällen bei der Menstruation),

- wenn der Blutverlust langsam erfolgt ist, auch, wenn der Patient bereits ohnmächtig geworden ist: **China C 200** innerlich, 2 bis 3 Globuli, ein- bis dreimal innerhalb von 24 Stunden, bis man sich wieder stärker fühlt;
- wenn der Blutverlust sehr schnell erfolgt ist und der Patient deshalb blaß und total entkräftet ist: **Trillium C 200** innerlich, Dosierung wie *China C 200*.

## *Verrenkungen, Verstauchungen, Zerrungen*

Als Hausmittel haben sich *feuchte Umschläge* mit *Ringelblumenwasser (Calendula)* bewährt, kalt oder warm nach Verlangen des Patienten, um Schmerzen und Schwellung zu lindern.

Dazu *Calendula-Essenz* (aus der Apotheke) mit Wasser verdünnen, ca. 1 Teelöffel Essenz auf 1 Tasse Wasser.

**Bach-Blüten-Essenz** Von den Bach-Blüten-Essenzen empfiehlt sich wie immer innerlich **Rescue Remedy**; bei Verrenkungen, Verstauchungen und Zerrungen auch **Rescue-Remedy-Salbe** (Notfallsalbe), 4 Tropfen der Verdünnung direkt einnehmen oder in Wasser bzw. zwei- bis dreimal täglich mit der Salbe leicht einreiben, bis Besserung eintritt.

**Farbtherapie** Zur Unterstützung durch Farbtherapie bestrahlt man die betroffene Partie (ohne Pyramidenfokus!) mit **Grün**, möglichst 20 Minuten lang, dreimal am Tag oder öfter.

Von den *Schüsslerschen Lebenssalzen* nimmt man **Calcium fluor.** D 12 innerlich, 3 Tabletten stündlich lutschen, bis zur spürbaren Besserung.

**Homöopathie** Bei allen Verrenkungen, Verstauchungen und Zerrungen: **Arnika** C 200 innerlich, 2 bis 3 Globuli, täglich einmal bis zur Besserung.

Wenn das Gelenk bzw. die betroffene Körperpartie heiß wird, anschwillt und schmerzt und/oder bei der ersten Berührung das Gefühl von »Knirschen« zu spüren ist und Bewegung den Zustand bessert, dann gibt man zusätzlich **Rhus Toxicodendron** C 200 innerlich, 2 Globuli, alle 2 Stunden bis zur Besserung.

Wenn das Gelenk anschwillt und bei der kleinsten Bewegung schmerzt, zusätzlich **Bryonia** C 200 innerlich, 2 Globuli, dreimal innerhalb von 24 Stunden.

Wenn die Schwellung nicht im Vordergrund steht, sondern der Verletzte sich hinlegen möchte, der Zustand dadurch aber verschlechtert wird und Bewegung auch keine Besserung bringt, zusätzlich **Ruta C 200** innerlich, 2 Globuli, dreimal innerhalb von 24 Stunden.

Wenn die Schwellung stark und das Gelenk kalt und taub ist und ein kalter Umschlag bessert, dann zusätzlich **Ledum C 200** innerlich, 2 Globuli, dreimal innerhalb von 24 Stunden.

Wenn die Schwellung nicht zurückgeht und sich um das Gelenk Wasser anzusammeln scheint bzw. auch bei einer Schleimbeutelentzündung, nimmt man **Apis C 200** innerlich, 2 Globuli, ein- bis dreimal innerhalb von 24 Stunden oder je einmal 3 Tage lang.

## *Quetschungen*

Quetschungen sind Verletzungen, die weiches Gewebe (nicht die Knochen) unter der Haut zerstören, ohne zu einer offenen Wunde zu führen.

**Bach-Blüten-Essenz** Wie bei allen anderen Erste-Hilfe-Maßnahmen verwendet man wieder Notfalltropfen und Notfallsalbe (**Rescue Remedy**); Dosierung siehe Abschnitt »Verwundungen, ...« (Seite 121).

**Farbtherapie** Als Farbtherapie wirken **Blau**, eventuell auch **Grün**, Partiebestrahlung ohne Pyramidenfokus, Dauer 20 Minuten mehrmals täglich, bis zur spürbaren Linderung der Beschwerden.

**Homöopathie** Das Hauptmittel ist wieder **Arnika C 200** innerlich, 2 Globuli, je nach Stärke der Schmerzen einmal bis mehrere Male innerhalb von 24 Stunden.

Bei Quetschungen von Fingern, Zehen, Wirbelsäule, Steißbein, Handflächen, Fußsohlen oder »blauem Auge« (zum Beispiel durch Hammerschlag, Ausrutschen, Einklemmen in Türen, Schläge, »Fehltritte« beim Tanz usw.) zusätzlich **Hypericum C 200** innerlich, 2 Globuli, je nach Stärke der Schmerzen einmal bis mehrere Male innerhalb von 24 Stunden.

Bei Quetschungen im Genitalbereich, zum Beispiel nach Vergewaltigung, Fahrrad- und Sportunfall oder ähnlichem, zusätzlich bei Frauen und Mädchen **Staphisagria C 200** innerlich, 2 Globuli, alle 15 Minuten oder einmal alle 4 Stunden, je nach Intensität der Verletzung und Beschwerden; bei Männern und Burschen **Argentum Metallicum C 200** innerlich, 2 Globuli, anfangs alle 15 Minuten, bei Besserung der Beschwerden alle 4 Stunden; bei beiden Geschlechtern, falls die Genitalquetschung auch blutet, gibt man vor Staphisagria bzw. Argentum *zuerst* Phosphor C 200 innerlich, 2 Globuli, alle 15 Minuten, bis die Wundblutung nachgelassen hat.

In allen genannten Fällen ist ein Heilkundiger aufzusuchen.

## *Knochenbrüche*

Wenn ein Knochenbruch oder auch nur der Verdacht auf Knochenbruch vorliegt, wird selbstverständlich ein Arzt aufgesucht oder der Notarzt herbeigerufen.

Anleitungen zur vernünftigen Versorgung, bis der Arzt behandeln kann, werden in Erste-Hilfe-Kursen vermittelt und sind in entsprechenden Büchern und Broschüren nachzulesen.

Bekanntlich gehört die vorsichtige Ruhestellung, damit jede Bewegung vermieden wird, zu den wichtigsten Maßnahmen, wie eventuell umsichtiges Schienen und Kühlung der schmerzenden Körperpartie, zum Beispiel mit Eis.

Die Mittel aus der Naturheilkunde ersetzen ärztliche Maßnahmen oder chirurgische Eingriffe nicht. Sie können aber als Erste-Hilfe-Maßnahme eine günstige Wirkung auf den Gemütszustand des betroffenen Menschen und damit auf seine Selbstheilungskräfte ausüben. Die Unterstützung der Heilung durch *Mineralsalze* ist unter *Calcium fluor.* und *Calcium phos.* im Kapitel »Lebensnotwendige Zellsalze für die Erhaltung unserer Gesundheit« nachzulesen.

**Bach-Blüten-Essenz** Die richtige Schwingung heilt! Das gilt auch hier für das **Rescue Remedy**, das vor allem hilft, den Schock durch das Geschehen aufzulösen. Nur Notfalltropfen innerlich, jeweils 4 Tropfen der Verdünnung auf die Zunge, alle 10 Minuten, bis sich der Schockzustand deutlich bessert.

**Homöopathie** Erneut ist **Arnika C 200** das erste Mittel der Wahl, innerlich, 2 Globuli, einmalige Gabe.

Danach eintretende Schmerzen werden gelindert und erträglicher gemacht mit **Symphytum C 200** innerlich, 2 Globuli, einmalige Gabe.

## *Verbrennungen, Verbrühungen, elektrische Schläge*

Man unterscheidet Verbrennungen nach Verbrennungsgraden und Flächenanteil der verbrannten Hautstellen.

Die Schwere einer Verbrennung bemißt sich weniger daran, wie tief die Zerstörung ins Gewebe hineinreicht, als an der Ausdehnung der betroffenen Hautfläche.

Man muß davon ausgehen, daß Verbrennungen von mehr als 10 Prozent der gesamten Körperoberfläche schwere Verbrennungen sind, die – auch wenn die Haut nur leicht verbrannt ist – gefährlich sein können.

Eine Gradeinteilung sieht üblicherweise so aus:

1. Grad: die Haut ist rot oder anders verfärbt
2. Grad: Brandblasen und rot oder anders verfärbte Haut
3. Grad: Verkohlung der gesamten Hautschicht

**Achtung**: Nie fetthaltige Substanzen oder Salben auf die verbrannten Stellen streichen!

**Bach-Blüten-Essenz**

Da eine Verbrennung immer einen Schock bedeutet, sind die Notfalltropfen der Bach-Blüten-Essenzen, also das **Rescue Remedy**, auf jeden Fall zu geben. 4 Tropfen der Verdünnung oder notfalls pur auf die Zunge, alle 10 Minuten, 1 Stunde lang.

**Farbtherapie**

Eine großflächige **Blau-Bestrahlung** der betroffenen Stellen wird zumindest die Schmerzen lindern und die Heilung fördern können. Es sind auch Fälle bekannt, in denen allein die Farbtherapie mit Blau ans Wunderbare grenzende Heilungserfolge erbracht hat. So wird aus den USA berichtet, daß ein achtjähriges Mädchen mit Verbrennungen dritten Grades in eine Farbheilklinik in Kalifornien eingeliefert wurde, wo man sie nur mit Blau-Bestrahlung behandelte. Sie erlebte eine vollkommene Regeneration.

**Homöopathie** Zuerst **Arnika C 200** innerlich, 2 Globuli, eine einmalige Gabe, und **Aconit C 200** innerlich, 2 Globuli, alle 15 Minuten, bis sich der Schock gelöst hat.

Als äußerliche Maßnahmen empfiehlt sich aus der Erfahrung der Naturheilkunde, **unverdünnten Essig** (möglichst Obstessig) vorsichtig aufzutragen oder in Essig getränkte Tücher aufzulegen. Damit verschwinden die Schmerzen am schnellsten, die Heilung wird optimal gefördert, und es gibt keine Narben. Warmes bis sehr warmes Wasser nur dann nehmen, wenn kein Essig greifbar ist; kaltes Wasser betäubt zwar die Nerven und damit die Schmerzempfindung vorübergehend, die Selbstheilung des Körpers wird allerdings dadurch verzögert, die Schmerzen kommen unter Umständen noch stärker wieder, und es können sich Entzündungen bilden. Wenn verbrannte Kleidung an der verbrannten oder verbrühten Stelle haftet, benetze man sie mit Essig und ziehe sie dann vorsichtig ab; eventuell den Arzt bemühen! **Aloe Vera Gel pur** zum vorsichtigen Auftragen auf die verbrannten Stellen. (In den USA wird Aloe Vera Gel pur sowohl äußerlich bei Verbrennungen, auch bei Sonnenbrand, wie bei der Wundversorgung kleinerer Verletzungen zur schnelleren Heilung verwendet. Darüber hinaus nimmt man es auch innerlich, mit Quellwasser verdünnt, zum Gurgeln bei kleineren Verletzungen im Mund- und Rachenraum und als Trunk zur Beruhigung und Gesundung gereizter Magen- und Darmschleimhäute.)

Zusätzlich zu Arnika und Aconit sind innerlich einzunehmen

- bei *sehr starken Schmerzen* **Causticum C 200** innerlich, 2 Globuli, alle 15 Minuten, bis die Schmerzen nachgelassen haben;
- bei *intensiv brennenden Schmerzen bei Brandblasen oder -wunden* **Cantharis C 200**, Dosierung wie Causticum C 200.

**Schwere Verbrennungen**

Achtung: Wenn die Verbrennungen schwer sind bzw. mehr als etwa 10 Prozent der Körperfläche erfassen – 1 Prozent entspricht etwa der Handoberseite–, muß unbedingt ein Arzt oder das Krankenhaus aufgesucht werden.

Bei *Verbrennungen durch elektrischen Schlag* (Blitzschlag, Stromschlag, zum Beispiel im Bad)
- Stromquelle (Föhn, Weidezaun usw.) erst abschalten, ohne selbst damit in Berührung zu kommen(!),
- Behandlung und Brandversorgung wie oben beschrieben;

falls Atemstillstand, Ohnmacht und/oder »Scheintod« eingetreten sind
- wiederum erst Stromquelle ausschalten, ohne selbst damit in Berührung zu kommen, und
- sofort Notarzt rufen, zwischenzeitlich
- mit **Nux Vomica** C 200 alle 15 Minuten tröpfchenweise Lippen und Mund benetzen (notfalls jeweils 2 Globuli in etwas Flüssigkeit auflösen);

falls das Gesicht blau angelaufen ist zusätzlich **Lachesis** C 200 auf die gleiche Weise wie Nux Vomica verabreichen.

**Rescue-Remedy-Tropfen** werden zur Harmonisierung des seelischen Schockzustands beitragen.

## *Erfrierungen*

Die größte Gefahr bei ernsten Erfrierungen besteht darin, daß die Empfindung für den Grad der Erfrierung verlorengeht – die Kälte macht die Nerven gefühlstaub – und man nicht bemerkt, wie steifgefroren Gliedmaßen oder Körperteile bereits geworden sind.

Unvorsichtige Bewegungen oder Berührungen können dann leicht zum Bruch führen, etwa von Nase, Ohren, Fingern oder Fußzehen.

**Homöopathie**

- Äußere Maßnahmen: Man reibe die erfrorenen Stellen leicht mit Schnee oder Eis ein; wenn greifbar, mengt man **Camphora Urtinktur**, je nach Fläche einige Tropfen bis zu einem Eßlöffel, dem Eiswasser bei.
- Innerliche Maßnahmen: **Camphora Urtinktur** zum Einnehmen verdünnt, 7 Tropfen auf 1 Glas, langsam schluckweise trinken.
- Wenn nach der Belebung *heftige Schmerzen* auftreten, gibt man **Carbo Vegetabilis** C200 innerlich, 2 Globuli, alle 4 Stunden bis zum Nachlassen der Schmerzen.
- Wenn Carbo Vegetabilis nicht hilft und die Schmerzen stark brennen, braucht man **Arsenicum Album** C200, Dosierung wie Carbo Vegetabilis.
- Falls der Behandelnde durch das Einreiben mit Schnee oder Eis(wasser) selbst starke Schmerzen bekommt, nimmt auch er *Arsenicum Album*.

**Bach-Blüten-Essenz**

Auch hier hilft zusätzlich **Rescue Remedy** in Tropfenform, übliche Dosierung, 4 Tropfen der Verdünnung auf die Zunge, alle 10 Minuten, bis zur spürbaren Besserung.

**Farbtherapie**

Als Farbtherapie empfiehlt sich **Orange** wohl eher als das zu intensive Rot; uns liegen allerdings keine dokumentierten Erfahrungsberichte vor.

## *Insektenstiche*

Bei allen Insektenstichen empfiehlt sich zur äußerlichen Behandlung immer **Rescue-Remedy-Salbe** (Notfallsalbe) zum Einreiben.

Bei *Mücken- und Bremsenstichen,*

**Homöopathie**

- die heftig jucken oder brennen, gibt man **Ledum C 200** innerlich, 2 Globuli, ein- bis dreimal innerhalb von 24 Stunden;
- die sich nicht zurückbilden und eine geschwürige Schwellung verursachen, nimmt man **Carbolicum Acidum C 200** innerlich, Dosierung wie Ledum C 200.

Bei *Bienenstichen* muß man zunächst den Stachel entfernen, falls er noch in der Haut steckt, und als Hausmittel **Kochsalz** auf die befeuchtete Stichstelle tupfen, zusätzlich **Apis C 200** innerlich, 2 Globuli, einmalige Gabe.

Bei *Wespen- und Hornissenstichen* wieder zunächst den Stachel entfernen, **Kochsalz** feucht auftupfen und zusätzlich **Vespa C 200** innerlich, 2 Globuli, einmalige Gabe.

*Falls man auf Bienen-, Wespen- oder Hornissenstiche allergisch reagiert, können solche Stiche eine ernsthafte Gefahr darstellen*, die lebensbedrohlich werden können.

Symptome dafür sind unter anderem: geistige Verwirrtheit, Schwäche und Unruhe, erschwerte Atmung, bläuliche Hautverfärbung (nicht unbedingt an der Stichstelle), Husten, Kopfschmerzen und eventuell Bewußtlosigkeit. **Dann sofort Arzt aufsuchen**, zwischenzeitlich **Arsenicum Album C 200** innerlich, 2 Globuli, anfangs alle 2 Stunden eine Gabe, später reduzieren auf eine Gabe pro 4 Stunden, bis sich der Schockzustand gebessert hat.

Falls aufgrund der allergischen Reaktion *Herzbeschwerden* eintreten mit bläulicher Gesichtsfarbe und sich die Einstichstelle blau verfärbt, dann gibt man zusätzlich **Lachesis C 200** innerlich, 2 Globuli einmal täglich.

Bei *Zeckenbissen* ist zu beachten, daß eine gewisse, uneinheitlich beurteilte Gefahr der Übertragung von Krankheiten und auch der Verursachung von Gehirnhautentzündung besteht. Wenn man unsicher ist, sollte man am besten den Rat eines Heilkundigen suchen.

Auf keinen Fall darf man versuchen, die Zecke mit Gewalt herauszuziehen. Der Zeckenkopf wird mit Öl oder Klebstoff luftdicht abgedichtet. Die Zecke lockert daraufhin ihren Biß und läßt sich nach einiger Zeit leicht herausziehen.

Um einer Gehirnhautentzündung nach einem Zeckenbiß vorzubeugen, nimmt man **Zeckenbißfieber-Nosode D 200** innerlich, 2 Globuli, einmalig. (Der erfahrene Homöopath kann dieses Mittel auch gegen die möglichen Folgen einer allopathischen Zeckenimpfung einsetzen.) Außerdem nimmt man **Ledum C 200** innerlich, 2 Globuli, einmalige Gabe.

Auch bei Zeckenbissen hat sich die **Rescue-Remedy-Salbe** zur äußerlichen, zusätzlichen Behandlung bewährt.

## *Tierbisse*

Wurde man von einem Wildtier gebissen, welches sehr zahm erscheint, oder von einem sonst zahmen, nunmehr aber aggressiven Haustier (oder ist man mit dem Speichel eines solchen Tieres in Berührung gekommen), so ist eine Tollwutansteckung nicht auszuschließen. In diesem Fall muß sofort der Arzt aufgesucht werden!

Allgemein gilt bei Bißwunden, daß Bakterien so in die Wunde hineingeraten können, daß sie nur schlecht wieder herausgelangen. Deshalb sollte man die Bißstelle zunächst kräftig massieren, um eine genügende Blutung und damit Selbstreinigung zu erzielen.

**Bach-Blüten-Essenz**

Wie in allen Notfällen wird auch hier wieder **Rescue Remedy** genommen, innerlich, als Verdünnung, notfalls reine Essenz, 4 Tropfen stündlich.

**Homöopathie**

**Arnika C 200** innerlich, 2 Globuli, alle 15 Minuten, bis sich der Schock gelegt hat.

**Ledum C 200** ist das Hauptmittel bei Bißwunden, innerlich, 2 Globuli, ein- bis dreimal innerhalb von 24 Stunden.

Wenn *Nervenschmerzen* auftreten, zusätzlich **Hypericum C 200** innerlich, Dosierung wie Ledum C 200.

Wenn eine *Blutvergiftung* droht – u. a. zu erkennen am roten Streifen, der sich von der Wunde aus Richtung Herz zieht –, zusätzlich **Gunpowder D 3** bis **D 6** innerlich, 6 Globuli, erst stündlich, dann dreistündlich.

Bei *Tollwut,* bis zur Behandlung durch den Arzt, **Lyssinum C 1000** innerlich, zweimal 2 Globuli im Abstand von 5 Minuten.

Bei *Spinnen-, Skorpion- und Schlangenbissen* werden homöopathische Mittel je nach dem Symptombild gegeben, die weiter unten beschrieben werden.

**Bei Giftbissen auf jeden Fall so schnell wie möglich den Notarzt oder ein Krankenhaus aufsuchen.**

Zu den Hausmitteln bis zu einer medizinisch kompetenten Behandlung gehören, je nach Verfügbarkeit, **Eisbeutel** auf die Bißwunde, um die Ausbreitung des Giftes zu verlangsamen oder zu verhindern, **Aufschneiden** und/oder umsichtiges weiträumiges »**Abstreichen**« des Giftflusses vom Herzen weg zur Bißwunde hin, **Abbinden**, falls ein Körperglied betroffen ist.

Es empfiehlt sich, sich *vor einer Reise* in Gebiete, in denen solche Risiken bestehen, mit folgenden homöopathischen Mitteln zu versorgen, um Tierbisse homöopathisch behandeln zu können:

- in allen Fällen zur schnelleren Wundheilung und wegen des Schocks **Arnika C 200** innerlich, 2 Globuli einmalig;
- zur Stärkung der Abwehr und bei roten Streifen und Verfärbungen um den Biß bzw. Gefahr einer aufkommenden Blutvergiftung und Infektion ebenfalls in allen Fällen zusätzlich **Echinacea C 200** innerlich, 2 Globuli dreimal täglich (oder notfalls in der Urtinktur 10 bis 20 Tropfen stündlich), bis sich das Befinden deutlich bessert bzw. die spezifische medizinische Behandlung einsetzt;
- bei dunkelrot oder dunkelblau angelaufener Bißwunde, aus der unter Umständen dunkelrotes Blut heraussikkert, und Verschlimmerung der Symptome nach Schlaf zusätzlich **Lachesis C 200** innerlich, 2 Globuli alle 30 Minuten, bis zum Rückgang der Verfärbung bzw. Behandlung durch den Fachmann;
- bei dunkelroter Gesichtsverfärbung, aber Blässe um Nase und Mund, großer Mattigkeit und erhöhter Geruchswahrnehmung **Carbolicum Acidum C 200**, Dosierung wie Lachesis C 200 (siehe oben);
- bei starker Schwellung und Verfärbung um die Bißstelle herum und bei Biß durch Klapperschlange sowie bei Herzschwäche mit Kollapsneigung sowie bei raschem

heftigen Einsetzen der Symptome und Verschlimmerung durch Erschütterungen **Crotalus C 200** innerlich, Dosierung wie Lachesis C 200 (siehe oben);
- wenn sich die Bißwunde kalt und taub anfühlt, starke Schmerzen sowie heftiges Zittern auftreten, sich der Zustand durch die kleinste Berührung oder durch Nachdenken über die Situation verschlechtert, **Oxalicum Acidum C 200** innerlich, Dosierung wie Lachesis C 200 (siehe oben).

An dieser Stelle ist auf eine Publikation besonders hinzuweisen: Ravi Roy: »Homöopathischer Ratgeber für Reisende, besonders für Tropenreisende« – ein hervorragender, nützlicher, praktischer Ratgeber (siehe Literaturverzeichnis).

## *Sonnenstich, Hitzschlag, Sonnenbrand*

Typische Symptome des Sonnenstichs sind Kopfschmerzen, Schwindel und Schwäche, Ohnmachtsgefühle bis zur tatsächlichen Bewußtlosigkeit, eventuell Atemstörungen, Leibschmerzen und eventuell Erbrechen, bisweilen auch das Gefühl der geistigen Abwesenheit; beim Hitzschlag auch sehr hohe Körpertemperatur.

Sonnenstich und Hitzschlag entstehen im Regelfall, weil der Körper seine Hitze nicht durchs Schwitzen abgeben kann.

(Zum einfachen Sonnenbrand siehe Hinweise am Schluß dieses Abschnitts; zu Kollaps siehe eigener Abschnitt Seite 150.)

**Allgemeine Erste-Hilfe-Maßnahmen**

- Viel Flüssigkeit trinken, am besten heiß (!), damit man schwitzt;
- Salzzufuhr während des Auftretens der Symptome einstellen, um leichter schwitzen zu können, denn Schwitzen kühlt (Ausnahme: extremes Schwitzen bei Arbeit in extremer Hitze, zum Beispiel an Hochöfen, in Minen, in den Tropen);
- für kühle (nicht kalte) Umgebung sorgen;
- eventuell Körper flach legen, Kopf leicht erhöht.

**Bach-Blüten-Essenz** Rescue-Remedy-Tropfen der Essenz in die Trinkflüssigkeit geben, 4 Tropfen pro Glas, langsam schluckweise trinken.

**Farbtherapie** Möglichst viel Blau um und auf den Körper, als Ganzkörperbestrahlung und/oder auf den Kopf; auch feuchter Umschlag um den Kopf mit einem blauen Tuch und/oder blaues Tuch auf den Körper, wenn Blau-Bestrahlung nicht möglich ist.

**Homöopathie**

- Bei rotem und heißem, dampfendem Kopf, weiten Pupillen, auch bei stark pulsierender Halsschlagader und trockener Haut **Belladonna C 200** innerlich, 2 Globuli in einem Glas warmer Flüssigkeit auflösen und schluckweise trinken, falls nötig, wiederholen bis zur Besserung;
- bei drohender Bewußtlosigkeit oder rasenden Kopfschmerzen und dem Gefühl, daß der Schädel platzt, oder dem Gefühl, als ob der Kopf »zu groß« wäre; bei Verschlimmerung der Kopfsymptome durch kleinste Erschütterungen; bei dem Gefühl, sich nicht hinlegen zu können, weil das »Kissen zu stark klopft«; wenn man bei der Beugung des Kopfes nach hinten starke Schmerzen spürt; bei matten und gläsernen Augen und trockener Haut **Glonoinum C 200** innerlich, 2 Globuli einmalig;
- wenn man in der Sonne eingeschlafen ist, sich beim Erwachen krank fühlt und einem beim Versuch aufzustehen übel wird; bei leichenblaßem Gesicht und trockener Haut **Aconit C 200** innerlich, 2 Globuli einmalig, falls nötig, noch ein zweites Mal eine halbe Stunde später;
- wenn zittrige Schwäche besonders auffällig ist, starke Benommenheit und Schwäche vorliegen und die Augenlider vor Schwere fast zufallen, **Gelsemium C 200** innerlich, 2 Globuli alle 30 Minuten, bis sich die Beschwerden spürbar bessern;
- bei geistiger Abwesenheit bis zur Verwirrung; bei klopfendem, pochendem oder hämmerndem Kopfschmerz (eventuell eintretendes Nasenbluten lindert den Kopfschmerz) **Melilotus C 200** innerlich, 2 Globuli einmalig.

**Sonnenbrand**

Als Hausmittel bei Sonnenbrand hat sich die Einreibung mit reinem *(Obst-)Essig* bewährt. Vor allem in den USA nimmt man auch *Aloe Vera Gel pur.*

Die **Rescue-Remedy-Salbe** hilft, dünn aufgetragen, ebenfalls.

## *Schreck, Schock*

Schreck und Schock sind Begleiterscheinungen bekanntlich nicht nur bei Unfällen und schweren Verletzungen, sondern auch bei plötzlichen seelischen Verwundungen und Unglücksfällen. In diesem Abschnitt wird auf die seelischen Schockzustände und ihre naturheilkundliche Behandlung eingegangen, nicht auf die Versorgung und Heilung der körperlichen Ursachen und Symptome. (Wenn Schreck und Schock zur Ohnmacht führen, siehe nächster Abschnitt.)

Schreck oder Schock treten zum Beispiel auf bei Auto- oder Fahrradunfällen, Stürzen aus der Höhe – vom Pferd oder ins Wasser oder ähnlichem –, körperlichen Angriffen, Vergewaltigung.

Auseinandersetzungen, Kündigung des Arbeitsplatzes, schlechte Nachrichten oder Post, laute Worte bei Säuglingen und Kindern, auch extreme und destruktive Musik, schlechte Schulnoten usw. können ebenfalls zu Schreck- und Schockzuständen führen.

Allgemein alles, was sich sehr plötzlich oder heftig ereignet – sogar freudige Geschehnisse –, kann bei empfindsamen Menschen einen Schreck oder Schock auslösen.

**Bach-Blüten-Essenz**

Das Rescue Remedy (die Notfalltropfen) hat sich als Universalmittel gerade bei Schreck- und Schockzuständen bewährt. Man sollte diese Essenz in der Verdünnung oder pur immer zur Hand haben – in der Handtasche, im Auto, im Aktenkoffer usw.

Das *Rescue Remedy* wirkt direkt harmonisierend auf den Schwingungszustand von Geist, Psyche und Körper, wenn er aufgrund eines plötzlichen, heftigen Ereignisses in teils extreme Dissonanz zur eigenen Seele geraten ist.

Wir erinnern hier an Zusammenhänge, die im ersten Kapitel näher erläutert sind.

Unsere Seele, unser Selbst, der göttliche Funke, der wir unserer innersten Natur nach sind, ist ja immer »heil«, ganz, gesund. Krankheit entsteht laut Edward Bach erst und nur dann, wenn wir unsere Persönlichkeit nicht (mehr) von der vollkommenen Seele leiten lassen, sondern Ego-Eingebungen folgen. Die Persönlichkeit schwingt dann anders als die Seele. Wenn wir diese Dissonanz unbeachtet lassen, zwingt uns die Seele durch körperliche Krankheitssymptome, uns mit der Dissonanz auseinanderzusetzen.

Bei Schreck oder Schock werden unserer Persönlichkeit solche Dissonanzen von außen aufgezwungen (wenn man etwaige »karmische«, schicksalhafte, in uns selbst angelegte Ursachen für eine Begegnung mit einer schockauslösenden Situation hier einmal nicht berücksichtigt). Wir müssen uns also damit beschäftigen, wie wir den von außen ausgelösten Schreck- oder Schockzustand in uns wieder harmonisieren, wie wir die Schwingung unserer Persönlichkeit wieder auf die ursprüngliche, vollkommene, schöpferische Schwingung der Seele einstellen.

Und genau hier setzt das *Rescue Remedy* an: Es vermittelt die feine harmonische Schwingung von fünf genau aufeinander abgestimmten Bach-Blüten über die sogenannte Aura – die uns nicht nur umhüllt, sondern auch von innen, gleichsam aus uns herausstrahlt – an höhere Bewußtseinsbereiche unserer Persönlichkeit. Intuitiv offene Menschen nehmen diese Schwingungsänderung im Moment der Aufnahme dieser Bach-Notfalltropfen spürbar wahr.

Bei Schreck und Schock also immer **Rescue Remedy**, 4 Tropfen auf ein Glas Wasser, langsam, schluckweise trinken, einmal stündlich, bis sich der Zustand aufgelöst hat.

Sollte der Zustand später wieder auftauchen, zum Beispiel auch in Träumen, erneut *Rescue Remedy* nehmen (weitere homöopathische Mittel siehe unten). Da es nur um energetische Schwingungen geht, nicht um materielle Substanzen, sind 4 Tropfen der Verdünnung genauso wirksam wie 4 Tropfen pur.

**Homöopathie**

- Bei *Schock durch Schreck;* Zittern vor Schreck; schreckgeweiteten Augen mit großer Angst und Unruhe; Verlangen aufzuspringen mit Schwindelgefühl, danach Wunsch, sich hinzulegen, und dann Angst vor dem Aufstehen; drohender Fehlgeburt durch Schreck **Aconit C 200** innerlich, 2 Globuli, ein- bis dreimal innerhalb eines Tages;
- bei *Schock durch Verletzung;* zusätzlich eventuell Überempfindlichkeit des ganzen Körpers, Abweisung von Berührungen, Wunsch, allein gelassen zu werden, Verharmlosung der Situation **Arnika C 200** innerlich, Dosierung wie Aconit C 200 (siehe oben);
- bei *Schock durch schlechte Nachrichten* mit extremer Kraftlosigkeit, manchmal mit hilflosem Zittern **Gelsemium C 200** innerlich, Dosierung wie Aconit C 200 (siehe oben);
- bei *Schreck oder Schock durch Freude,* also übermäßiger Gefühlserregung durch positive Ereignisse und Umstände; heftigen Lach- und Weinanfällen, nach denen man in sich zusammenfällt, **Coffea C 200** innerlich, Dosierung wie Aconit C 200 (siehe oben). (Im Notfall hilft oft auch der Geruch oder einige wenige Schlucke starken Kaffees.)
- wenn durch Schreck und Schock *Furcht zurückbleibt* oder *Schreikrämpfe* auftreten bzw. bei *ständigen Wiederholungen derselben Sätze;* auch wenn zusätzlich extreme Teilnahmslosigkeit auftritt und Arnika bzw. Aconit den Schockzustand nicht aufgelöst haben, **Opium C 200** innerlich, einmal 2 Globuli.

  **Achtung**: Erhältlich nur über Heilpraktiker oder Arzt. Am homöopathischen Heilmittel Opium C 200 läßt sich die Doppelbödigkeit unseres staatlich reglementierten Krankheitswesens gut illustrieren.

  Von der Substanz Opium sind bei einer homöopathischen Verdünnung C 200 keine Moleküle mehr vorhanden – es geht auch hier wieder um die Schwingung, die

heilt. Trotzdem ist dieses Mittel nicht allgemein zugänglich, und es war bis vor ein paar Jahren auch für Heilpraktiker laut Gesetz nicht erhältlich.
Das fordert natürlich folgende Fragen an die »Gesundheits«politiker heraus: Wenn Homöopathie »unwirksam« ist, warum ist dann dieses Mittel und auch andere, zum Beispiel Radium Bromatum C 200 nicht allgemein zugänglich? In England ist es frei erhältlich! Und wenn Homöopathie wirksam ist, warum werden immer noch mehr gesetzliche Hürden für Patienten und Heilpraktiker aufgetürmt, um zu verhindern, Homöopathie einzusetzen und auch krankenkassenwirksam abrechnen zu können?

## *Vergewaltigung*

Vergewaltigung wird leider immer noch viel zu häufig verharmlost. Weder (Männer-)Gesetze noch (Männer-)Medizin und (Männer-)Psychologie werden der Brutalität sexueller Unterdrückung und Ausbeutung (bekanntlich auch in der Ehe) bislang auch nur annähernd gerecht. Immer noch muß zuallererst die Frau sich beschämenden und schockierenden Untersuchungen und Befragungen unterwerfen, muß *sie* sich möglicherweise »Lustgefühle« vorhalten und sich jede Menge weiterer Erniedrigungen und Demütigungen gefallen lassen.

Vergewaltigung wird von einer Männer-dominierten Gesellschaft noch allemal als Kavaliersdelikt angesehen, es sei denn, daß zum Beispiel »ein Gastarbeiter eine Deutsche« oder »ein Schwarzer eine weiße Frau« vergewaltigt. Dann plötzlich steht die Ordnung des Abendlandes kurz vor dem Zusammenbruch.

»Der weiße Ring«, eine von Fernsehmoderator Eduard Zimmermann (»Aktenzeichen XY ungelöst«) gegründete Selbsthilfeorganisation von Opfern krimineller Akte, hat hier eines der wenigen positiven Zeichen zur Unterstützung von vergewaltigten Frauen gesetzt.

Alle in der Heilkunde Tätigen, gleich, ob Frauen oder Männer, sollten sich ihrer besonderen Verantwortung bewußt sein, Frauen über die medizinische Versorgung hinaus auch bei dem Schutz vor weiteren seelischen Folgen, bei Aussagen bei der Polizei oder vor Gericht psychisch zu stützen.

Der Umgang von Medizinern, Psychologen, Juristen usw. mit betroffenen Frauen spiegelt direkt ihre eigene Bewußtseinsentwicklung wider – vor allem abwiegelnde Verharmlosung.

**Homöopathie**

Neben **Aconit C 200** und **Arnika C 200** (Symptombild, wie oben beschrieben) kommen für eine Behandlung außerdem in Frage

- bei *gewaltsamen körperlichen Verletzungen*, wie Dehnungen, Einrissen usw., **Staphisagria C 200** innerlich, 2 Globuli, ein- bis dreimal innerhalb von 24 Stunden;
- bei *anhaltender oder schwerer seelischer Verletzung* **Sepia C 200** innerlich, Dosierung wie Staphisagria C 200 (siehe oben);
- bei *tiefem wiederkehrenden Kummer und Traurigkeit* als Folge der Vergewaltigung (zum Beispiel auch über Bruch einer Partnerschaft als »indirekte« Folge der Vergewaltigung), der wie ein Stachel in einem sitzt und von tiefen Seufzern begleitet wird, **Ignatia C 200** innerlich, Dosierung wie Staphisagria C 200 (siehe oben).

## *Ohnmacht*

Bevor Schreck- und Schockzustände zu einer akuten Ohnmacht führen, gelten die Hinweise aus dem früheren Abschnitt (Seite 142 ff.).

Bei einer länger anhaltenden Ohnmacht – länger als einige Minuten – sollte unbedingt ein ausgebildeter Heilkundiger gerufen werden. Wenn man häufiger Ohnmachtsanfälle erlebt, sollte man zum Heilpraktiker in die Behandlung gehen.

Bei der Ohnmacht ist die geregelte Zufuhr von Sauerstoff zum Gehirn behindert oder sogar unterbrochen. Der Mensch »fällt um«, weil uns die Natur zwingt, die günstigste Lage für eine erhöhte Sauerstoffzufuhr zum Gehirn einzunehmen.

**Erste-Hilfe-Maßnahmen**

Wichtige *äußere* Erste-Hilfe-Maßnahmen sind:
- Der Ohnmächtige wird auf den Boden oder eine Liege gelegt, am besten in eine stabile Seitenlage, auf jeden Fall den Kopf zur Seite drehen (falls sich der Ohnmächtige erbricht);
- falls das Gesicht gerötet ist, wird der Kopf höher gelegt;
- Kleidungsstücke lockern, um Atmung und Kreislauf nicht zu behindern;
- eine kräftige Fußmassage (Schuhe ausziehen), dabei Zehen und Zehenspitzen kräftig gegen den Fußballen drücken;
- kräftig mit Fingerkuppe/Fingernagel oder Kugelschreiberoberteil oder ähnlichem auf den Punkt direkt unter der Nasenwurzel zwischen Nase und Oberlippe drücken;
- kaltes Wasser auf Gesicht, Schläfen, Nacken spritzen;
- den Handrücken zwischen Ringfinger und kleinem Finger massieren;
- Riechfläschchen (Kampfer, notfalls Parfüm, auch **Rescue Remedy**) unter die Nase halten.

**Rescue Remedy** auf die Lippen träufeln, 4 Tropfen, alle 5 Minuten.

**Homöopathie**

Die Zuordnung erfolgt nach den auslösenden *Ursachen der Ohnmacht:*

- durch *stickige, heiße Räume,* möglicherweise bei *dichtgedrängter Menschenansammlung* **Pulsatilla** C 200 innerlich, 2 Globuli, einmalig;
- durch *Schreck und Schock* **Aconit** C 200 innerlich, 2 Globuli, einmalig, und bei gleichzeitig röchelnder Atmung **Opium** C 200 innerlich, 2 Globuli, einmalig (nicht frei erhältlich, nur über Heilpraktiker oder Arzt, siehe Seite 144);
- durch *extremen Ärger* und/oder *heftigste Schmerzen* **Chamomilla** C 200 innerlich, 2 Globuli, einmalig;
- durch *übermäßige Freude* (Lottogewinn, Erbschaft usw.) oder *übermäßige Gefühlserregung* (spannende Sportereignisse, erotische Situationen usw.) **Coffea** C 200 innerlich, 2 Globuli, einmalig; notfalls auch Kaffee auf Tuch träufeln und unter die Nase halten (hilft auch kurz vor Ohnmachtsanfall);
- durch *schlechte Nachrichten bei vorliegender extremer Schwäche,* die bis zum unwillkürlichen Abgang von Harn und Stuhl im Ohnmachtszustand führen kann, **Gelsemium** C 200 innerlich, 2 Globuli, einmalig;
- durch *Alkohol-, Nikotin- und Drogenmißbrauch, sexuelle Ausschweifungen, Überanstrengung und Schlafmangel über längere Zeit, Überempfindlichkeit gegen Gerüche und Tabakrauch* **Nux Vomica** C 200 innerlich, 2 Globuli, einmalig;
- durch *großen Blutverlust* (zum Beispiel Verletzung, Unfall, Operation, zu starke Menstruation, Fehlgeburt) und daraus folgender Schwäche **China** C 200 innerlich, 2 Globuli, einmalig.

## *Kollaps*

Ein Kollaps ist das, was man auch »Zusammenbruch aus Schwäche« nennen kann. Beim Kollaps bricht man zusammen, ohne ohnmächtig zu werden, man ist also geistig noch »da«, wenn auch kaum ansprechbar. Ein Kollaps bedeutet immer ein Versagen der Lebensenergie.

(Für den Kollaps gibt es mehrere Ursachen, er darf aber nicht mit Herzanfällen verwechselt werden. Diese treten meist nach vorherigen »Warnsignalen« auf, wie zum Beispiel anfallsweise auftretende Schmerzen, die vom Herz ausgehen und in die linke Schulter und den linken Arm, die Magengegend oder den Nacken ausstrahlen können. Die Homöopathie kann zwar auch hier helfen, zur Selbsthilfe ist jedoch auf keinen Fall zu raten.

*Bei Herzanfällen immer den fachkundigen Mediziner aufsuchen oder holen!)*

**Homöopathie**

- Bei kaltem Schweiß am ganzen Körper *und* kaltem Körper, außergewöhnlichem Lufthunger (Patient will Luft zugefächelt bekommen), *kaltem* und *oberflächlichem* Atem, kalten Knien, eingefallenem gelbgrünlichen Gesicht gibt man **Carbo Vegetabilis C 200** innerlich, 2 Globuli, ein- bis dreimal innerhalb von 24 Stunden;
- bei eisiger Kälte, so daß man »blau angelaufen« ist, Gefühl von Eiswasser in den Adern, *tiefem* Atemschöpfen, Schwäche durch extremen Flüssigkeitsverlust und Durchfall aufgrund von Darmerkrankungen, auch mit Wadenkrämpfen einhergehend, **Veratrum Album C 200** innerlich, Dosierung wie Carbo Vegetabilis (siehe oben).

Wie immer empfiehlt sich zusätzlich **Rescue Remedy**, 4 Tropfen der Verdünnung oder pur auf die Lippen, alle 15 Minuten, bis zur Besserung.

## *Asthmaanfälle*

Asthma ist vom Heilkundigen zu behandeln. Bei Asthma besteht die Chance zur Heilung durch Naturheilkunde, wenn der Behandelnde über ausreichende Erfahrung verfügt und der Patient bereit ist, auch psychosomatische Lebenseinstellungen zu überprüfen und zu verändern. Asthma wird manchmal auch als »das Weinen der Seele« bezeichnet – über nicht überwundene Ängste und Lebensenge, die oft von dem Betroffenen selbst verursacht ist.

Asthmatische Anfälle können durch bestimmte homöopathische Heilmittel gemildert werden. Bei schweren Anfällen, welche bis zur Erstickung führen können, muß der Arzt gerufen werden!

Die Bach-Blüten-Essenz **Rescue Remedy** wird auch hier lindern können. 4 Tropfen sind auf die Lippen zu träufeln, die Brust kann mit **Rescue-Remedy-Salbe** eingerieben werden.

Manchmal hilft auch eine bestimmte Körperhaltung, die Atmung zu erleichtern. Dazu kniet man sich auf den Boden in die Gebetshaltung der Muslime, also mit auf den Boden vorgestrecktem Oberkörper und vorgereckten Armen.

**Homöopathie**

Wieder wird hier nach den Symptomen unterschieden.

Wenn man unter *asthmatischer Atemnot* leidet

- und gleichzeitig unter Angst und Unruhe bzw. kurz nach Mitternacht Erstickungsgefühle entstehen und man sich deshalb nicht hinlegen mag, **Arsenicum Album C 200** innerlich, 2 Globuli, einmalig oder alle 15 Minuten, bis zur ärztlichen Versorgung;
- und der Anfall nach krampfartigem Husten mit Brechreiz oder Erbrechen auftritt, Essen und Sprechen den Zustand verschlimmern – am Abend schlimmer als am Morgen –, gibt man **Carbo Vegetabilis C 200** innerlich, Dosierung wie oben;

- und Krampfhusten bis zur Gefahr des Erstickens auftritt, oft mit Erbrechen und bläulicher Kälte des Körpers, heftigen schneidenden Schmerzen in Magen oder Darm, und kaltes Trinken den Husten und Brechreiz lindert, aber alle Symptome durch Berührung verschlimmert werden, auch bei krampfartigen und epileptischen Anfällen, **Cuprum** C 200 innerlich, 2 Globuli, ein- bis dreimal innerhalb von 24 Stunden, bis zur medizinischen Versorgung;
- und der Patient unter einem drückenden Gefühl auf der Brust leidet, ständig und wie keuchend husten muß, mit Erstickungsangst und Brechreiz ohne Schleimauswurf, **Ipecacuanha** C 200 innerlich, Dosierung wie oben.

Es ist auch – wenn keines der obengenannten Mittel Erleichterung verschaffen kann – an **Aconit** C 200 zu denken, das Angstzustände (bei Asthmaanfällen wegen Erstikkungsgefühlen) auflösen bzw. lindern kann.

4. Kapitel

# *Die homöopathischen Zellsalze in Wechselwirkung mit den Bach-Blüten-Essenzen*

# *Lebensnotwendige Mineralsalze für die Erhaltung unserer Gesundheit*

Ein System versagt. Was ist zu tun? Nehmen wir zur Veranschaulichung ein Beispiel: Einer wichtigen Firma der Stahlbranche droht der Zusammenbruch. Arbeiter müssen entlassen werden, Steueraufkommen und Bruttosozialprodukt sinken, die Volkswirtschaft leidet. Was tun? Es wird nach Subventionen gerufen, die erfahrungsgemäß die Misere aber nicht beheben, sondern den Zusammenbruch nur hinausschieben.

Ein anderes Beispiel, das uns näher an unser Thema Gesundheit heranführt: die Landwirtschaft! Mit »modernen« Produktionsmethoden, Kunstdünger, Massenherstellung usw. haben wir eine »leistungsfähigere« Nahrungsmittelproduktion geschaffen. Die Folgen: Viele kleine Bauern machen Konkurs, die Landwirtschaft als Ganzes muß mit Milliardenbeträgen subventioniert werden. Und statt natürliche *Lebens*mittel in reichhaltiger Vielfalt auf dem Markt angeboten zu erhalten, geben wir uns mit wenigen, oft nährstoff- und aromaarmen Füllstoffen zufrieden.

Wer gesundheitsbewußt lebt, versucht diesen Mangel dann durch Einkauf in Naturkost- und Reformläden auszugleichen und durch Einnahme zusätzlicher Vitamine, Minerale, Pflanzensäfte und aufbauender Tonika ein übriges zu tun. Scheinbar ein vernünftiger Ausweg – in Wirklichkeit aber wieder nur »Subvention«.

Was wir aus der Wirtschaft als Subvention kennen, ist

**Stärkung der Eigenkräfte**

dem sogenannten *Substitutionsprinzip* in der Gesundheitslehre vergleichbar. Wenn die Eigenkräfte nicht mehr ausreichen, wird von außen neue Kraft zugeführt, in der Wirtschaft in Form von Steuergeldern, im Körperbereich in Form von Ersatz- und Zusatzstoffen.

Das Problem: die Subventionen werden verbraucht, die Ersatzstoffe werden verzehrt, Impulse zur ganzheitlichen Gesundung des Systems aus *eigener* Kraft fehlen – der Teufelskreis der sich gerade selbst erhaltenden Subvention und Substitution wird nicht durchbrochen.

An dieser entscheidenden Stelle setzen »natürliche«, das heißt auf die Natur bezogene Therapien an, sowohl in der Wirtschaft wie in der Gesundheit. (In der Wirtschaft zum Beispiel durch Bildung kleinerer Einheiten, von Produktionsprozessen, in denen der Mensch und nicht die Maschine der Maßstab sind, durch Qualitätswachstum statt Quantitätssteigerung usw., vgl. E. Schumacher: »Small Is Beautiful«, siehe Literaturverzeichnis.)

In diesem Handbuch zur Selbsthilfe werden wichtige Therapieansätze aus der Naturheilkunde vorgestellt. Dazu gehören auch die homöopathischen Mineralsalze oder Lebenssalze, die nach ihrem Entdecker Dr. med. Wilhelm Heinrich Schüssler auch »Schüsslersalze« genannt werden. Man kennt sie auch unter den Bezeichnungen »Zellsalze« oder »biochemische Funktionsmittel«.

Zur Bedeutung der Lebenssalze zitieren wir aus Kurt Hickethiers »Lehrbuch der Biochemie« (Seite 13, siehe Literaturverzeichnis):

**Lebensnotwendige Mineralsalze**

»Durch das Leben der Zelle wird Stoff verbraucht. Geht die Aufnahme der lebenswichtigen Stoffe im angemessenen Verhältnis zum Verbrauch vonstatten, ist die Zelle gesund. Sind sämtliche Zellen eines Organs gesund, dann ist auch die Harmonie gesichert. Arbeiten sämtliche Organe des menschlichen Körpers reibungslos, befindet sich der Mensch im Zustand der Gesundheit.

Die ›lebende Substanz‹ der Zelle, die Zellflüssigkeit, enthält alle zum Leben der Zelle erforderlichen Stoffe, wie Wasser, Eiweiß, Fett, Kohlenhydrate und Salze. (An) der Gesamtheit der Bestandteile gemessen, bilden Salze (zwar nur) einen sehr kleinen Teil der Zellflüssigkeit...«, aber: »Die im Blute und in den Geweben vertretenen anorganischen Stoffe (Lebenssalze) genügen zur Heilung aller Krankheiten, welche überhaupt heilbar sind.«

## *Die zwölf Lebenssalze*

2 Kalksalze:
- Calcium fluoratum (Flußspat)
- Calcium phosphoricum (phosphorsaurer Kalk)

1 Eisensalz:
- Ferrum phosphoricum (phosphorsaures Eisen)

3 Kalisalze:
- Kalium chloratum (Kaliumchlorid)
- Kalium phosphoricum (phosphorsaures Kali)
- Kalium sulfuricum (schwefelsaures Kali)

1 Magnesiumsalz:
- Magnesium phosphoricum (phosphorsaure Magnesia)

3 Natronsalze:
- Natrium muriaticum (Chlornatron – Kochsalz in Molekularform)
- Natrium phosphoricum (phosphorsaures Natron)
- Natrium sulfuricum (schwefelsaures Natron)

1 Säure:
- Silicea (Kieselsäure)

1 Sulfat:
- Calcium sulfuricum (Kalziumsulfat, Gips)

Schüssler empfiehlt für neun dieser zwölf Mineralien eine homöopathische Verdünnung von D6, lediglich für *Calcium fluoratum, Ferrum phosphoricum* und *Silicea* empfiehlt er D 12.

**Zur Dosierung** Es ist unmöglich, hier exakte Angaben und Vorschriften zu bringen, die allgemein verbindlich sein können. Es empfiehlt sich, vor allem bei akuten und ernsten Gesundheitsstörungen den Heilpraktiker bzw. den naturheilkundigen Arzt zu Rate zu ziehen.

(Selbst die »Biochemische Hausapotheke« der DHU – Deutsche Homöopathische Union –, die diese zwölf Mittel plus zwölf Ergänzungsmittel enthält, verzichtet auf eine Dosierungsangabe. Wir gehen übrigens in diesem Handbuch auf die Ergänzungsmittel und auch auf die ebenfalls angebotenen Salben nicht ein. Der handliche Umfang würde gesprengt, und die Übersichtlichkeit ginge verloren. Überdies gelten die zwölf Schüsslersalze als universelle Hauptmittel.)

Als **Anhaltspunkte zur Dosierung** mögen dienen
- zwei- bis dreimal täglich 3 bis 4 Tabletten lutschen;
- bei akuten Zuständen alle 5 Minuten bis zu jeder Stunde 1 Tablette lutschen;
- Dauer der Einnahme: bis zu einer spürbaren Veränderung des Zustands.

In einer natürlichen gesunden Ernährung sind die Lebenssalze oder Mineralien in einem ausgewogenen Verhältnis vorhanden und werden problemlos aufgenommen und verwertet.

Diese Salze sind kräftegebende Faktoren und wirken im Organismus als Lebensträger des Aufbaus und des Stoffwechsels. (Zum Beispiel dient phosphorsaures Natron im Blut als Beförderungsmittel, um die Kohlensäure abzuführen.)

**Wirkungsprinzip der Mineralsalze**

Das Wirkungsprinzip der Schüsslerschen Lebenssalze beruht darauf, daß die Zellen zur schöpferischen Eigenproduktion jener Stoffe angeregt werden, die zur Wiedererlangung und Aufrechterhaltung der Gesundheit notwendig sind.

Die Lebenssalztherapie versucht also nicht, Gesundheitsmängel zu »subventionieren« bzw. Ersatzstoffe heranzuschaffen, die mehr oder weniger schnell verbraucht oder oft genug noch nicht einmal aufgenommen, sondern unverbraucht ausgeschieden werden. Es geht vielmehr darum, die Zellen und den Organismus an ihren Auftrag »zu erinnern«, Lebenssalze aufzunehmen und zu verwerten. Diese Fähigkeit wird durch mangelhafte Ernährung, durch körperlich und psychosomatisch bedingte Krankheiten und durch disharmonische seelische Schwingungen gemindert oder sogar »vergessen«.

Man kann die zwölf Schüsslerschen Funktionsmittel mit Instruktionsblättern oder Programmierinformationen vergleichen. Diese Lebenssalze in homöopathischer Form geben an die Zellen unseres Organismus die Instruktion oder Information, bestimmte lebenswichtige Mineralien aus unseren Lebensmitteln herauszulösen und im komplexen Prozeß unseres Stoffwechsels auf die richtige Weise einzusetzen.

**Homöopathische Verdünnung**

Durch ihre homöopathische Verdünnung erfahren die Wirksubstanzen ihre größte Aufgeschlossenheit und höchste Reaktionsfähigkeit. Die Lebenssalze erreichen dabei etwa Molekülgröße und können nur in dieser Form die Zellmembran passieren! Deshalb sind die Schüsslerschen Funktionsmittel heilwirksamer als Mineralgaben in nichthomöopathischer Form.

Hartwig Gabler schreibt in »Wesen und Anwendung der Biochemie« dazu unter anderem (siehe Literaturverzeichnis):

Es kommt »auf gezielte Arzneireize an, die das Heilbestreben des Körpers in angemessener Weise unterstützen oder anregen. Hierzu sind nur kleinste Stoffmengen in feinster Verteilung fähig, wie sie in etwa Konzentrationen im Blut und im Gewebe des Menschen entsprechen«.

Und weiter: »Störungen der Molekularbewegung, wie sie für kranke Zellen typisch sind, werden durch die gleichartigen Mineralsalzmoleküle beseitigt und damit (wird) die Hemmung des Säfteaustausches zwischen Zelle und ungebundenem extrazellularem Gewebe aufgehoben. Die Zelle kann sich biologisch regenerieren.« Dies sind vereinfachte Beschreibungen der Zellprozesse, die für unseren Zweck, ein allgemeines Verständnis für die Zusammenhänge zu gewinnen, ausreichen.

Es ist vielleicht interessant, festzustellen, daß die zuvor erwähnten »Instruktionsblätter« und »Programmierinformationen« in Notfällen auch noch eine zusätzliche Funktion ausüben können.

Wenn der Mangel an Lebenssalzen nicht durch eine entsprechende gesunde Ernährung ausgeglichen werden kann – vielleicht, weil derartige Lebensmittel nicht (mehr) erhältlich sind oder eine geregelte Versorgung gestört ist –, vermag eine hohe und längerfristige Dosierung des entsprechenden Funktionsmittels diesem Mangel vorübergehend entgegenzuwirken. Dann übernimmt das Mittel nicht nur eine Reiz-, sondern auch eine Substitutionsfunktion.

**Reiz- und Substitutionsfunktion**

Man könnte im Vergleich dazu sagen, daß bei akutem Brennstoffmangel auch viele Zeitungen, Instruktionsblätter und Programmieranweisungen statt Holz oder Kohlen verbrannt werden können, um den Ofen anzuheizen.

Ausnahme: Bei hochgradigem Kaliummangel ist die Substitution durch das Schüsslersche Funktionsmittel nicht ausreichend. Andere Mineralstoffmängel in unserer Aufnahme und Verwertung können durch die Zellsalze ausgeglichen werden. **Ein etwaiger Mangel sollte unbedingt von einem kompetenten Heilkundigen festgestellt und sachkundig behandelt werden.**

# *Die Kombination der zwölf Lebenssalze mit den Bach-Blüten-Essenzen*

Im folgenden soll eine Übersicht gegeben werden, bei welchen Leitsymptomen bestimmte Lebenssalze angezeigt sind, um die Harmonisierung der eigenen Schwingung durch die bereits als passend festgestellte Bach-Blüten-Essenz von den Zellen her homöopathisch zu unterstützen.

## *Calcium fluoratum (Nr. 1)*

**Übersicht zum Symptombild**

Angezeigt zur Behandlung unter anderem von

- Bänderzerrungen;
- Zahnschmelzdefekten (Empfindlichkeit bei Heiß und Kalt);
- übermäßiger Hornhautbildung (Hühneraugen, Schwielen);
- Verhärtungen der Lymphdrüsen;
- spröden Fingernägeln;
- Krampfadern (schmerzhafte Venenentzündungen);
- Arterienverkalkung; Husten mit Hirsekorn-ähnlichem Auswurf;
- brennenden, ätzenden Schmerzen bei Überdehnung »elastischer Fasern« (Lageveränderung der Gebärmutter, Bauchmuskelerschlaffung durch Übergewicht).

- Es dient außerdem als wichtiger Bestandteil der Knochenhüllen bei Knochenbrüchen
- und zur Förderung eines festen elastischen Körperbaus bei Kindern in der Wachstumsphase.

Wir stellen nun zunächst fest (wie im Kapitel »Bach-Blüten-Essenzen in der Heilpraxis« beschrieben), welche der sieben Schwingungsdisharmonien gegeben sind, und suchen danach die entsprechende(n) Essenz(en) heraus.

Wenn wir aus der Gruppe »**Angst**« Nr. 25 (Red Chestnut) oder Nr. 26 (Rock Rose) oder aus der Gruppe »**Einsamkeit**« Nr. 14 (Heather) oder Nr. 18 (Impatiens) als richtig gewählt bzw. erkannt haben *und* eines der oben genannten Leitsymptome beobachten, können wir davon ausgehen, daß *Calcium fluoratum* in denselben Schwingungsbereich gehört.

Also empfiehlt es sich in diesen Fällen, die angestrebte Harmonisierung der Seelenschwingung durch eine der vier genannten Bach-Blüten-Essenzen mit entsprechenden Gaben von *Calcium fluor. D 12* zu ergänzen, welches eine gleichgerichtete Harmonisierung auf der Ebene der Zellen fördert.

Wie bei jeder Selbsthilfe ist das rechte Maß von eigener Erkenntnis und Intuition mit der Verantwortung für eine Ratsuche bei kompetenten Naturheilkundigen zu verbinden.

**Farbtherapie ergänzend**

Entsprechend *Red Chestnut* und *Rock Rose* aus der Gruppe »Angst« *gelb* am Akupunkturpunkt KG 15.

Entsprechend *Heather* und *Impatiens* aus der Gruppe »Einsamkeit« *grün* in der Mitte des Rückens.

## *Calcium phosphoricum (Nr. 2)*

**Übersicht zum Symptombild** Angezeigt als Hauptmittel unter den Lebenssalzen unter anderem bei

- Knochenschwäche (*Calcium phos.* ist ein Hauptbestandteil der Knochen);
- Krämpfen, Kribbeln, Taubheitsgefühl in Muskeln;
- zu hohem Pulsschlag sowie der hiermit verbundenen Schlaflosigkeit (zur Beruhigung des Herzens), wenn der zu hohe Pulsschlag nicht durch »Blutverwässerung« und dadurch ausgelöste Aufschwemmung des Gewebes mit Wasser entstanden ist (dann siehe *Natrium muriaticum*).
- Außerdem dient *Calcium phos.* zur Blutbildung sowie als Bindemittel für den organischen Aufbau des Eiweißes im Organismus. Ein Mangel an *Calcium phos.* in diesen Funktionen läßt sich indes nicht ohne weiteres erkennen. Hier muß der Naturheilkundige die entsprechende Diagnose stellen!

Wir stellen zunächst wieder fest, welche der sieben Schwingungsdisharmonien gegeben ist, und suchen die entsprechende Bach-Blüten-Essenz.

Wenn wir aus der Gruppe **»Einsamkeit«** Nr. 18 (Impatiens) als passend herausgefunden haben *und* eines der zuvor genannten Symptome beobachten, können wir davon ausgehen, daß *Calcium phos.* in denselben Schwingungsbereich gehört. Es empfiehlt sich dann, *Calcium phos. D6* einzusetzen, um synchron zur Harmonisierung der Seelenschwingung durch die Bach-Blüten-Essenz auf der Zellebene eine entsprechende Harmonisierung durch dieses Lebenssalz anzuregen.

**Farbtherapie ergänzend** In der Mitte des Rückens *grün* bestrahlen.

## *Ferrum phosphoricum (Nr. 3)*

**Übersicht zum Symptombild**

*Ferrum phos.* ist das Hauptmittel bei
- beginnenden Entzündungen und daraus entstehendem Blutandrang zum Kopf und leichtem Fieber (bei *hohem* Fieber tritt Gewebszerfall ein, es ist auf die Verdauung zu achten(!), siehe *Kalium phosphoricum*);
- Muskelermüdung;
- klopfenden, pochenden Schmerzen;
- allen pulsierenden Empfindungen – ob mit oder ohne Schmerz – an ungewohnten Stellen (zum Beispiel in den Fingerspitzen, Zähnen, Ohren, Beinen);
- frischen Wunden, Schnitten, Quetschungen, Verstauchungen;
- Müdigkeit durch Sauerstoffmangel im Blut.

*Ferrum phos.* zieht Sauerstoff an und dient somit als Sauerstoffüberträger; es ist ein zur Bluterhaltung notwendiges Mineral. Alle obengenannten Symptome erfordern eine verstärkte *Ferrum-phos.*-Zufuhr, um den Sauerstoff anzuziehen, dessen Bedarf im Blut bei eben diesen Symptomen erhöht ist.

Eine wichtige zusätzliche Hilfe, um zu erkennen, ob *Ferrum phos.* angezeigt ist, liegt vor, wenn die oben aufgeführten Beschwerden bzw. Schmerzen sich durch Bewegung verschlimmern, während sie sich durch Kälte vermindern.

*Ferrum phos.* entspricht dem Schwingungsbereich des *Rescue Remedy*, also der Notfalltropfen bzw. -salbe. Wenn diese spezielle Kombination von Bach-Blüten-Essenzen als passende Hilfe zur Harmonisierung bei Notfällen festgestellt wird (siehe Seite 46) *und* gleichzeitig oben aufgeführte Symptome auftreten, kann *Ferrum phos. D 12* die Heilungsprozesse entscheidend aktivieren.

**Farbtherapie ergänzend** *Grün* in der Mitte des Rückens bestrahlt man, wenn eine Entzündung bzw. ein Infekt beginnt.

*Rot* am Rande der Schulterblätter bestrahlt man zur Förderung der Eisenbildung im Blut. Achtung: Man darf nicht länger als maximal 1 Minute bestrahlen!

## *Kalium chloratum (Nr. 4)*

**Übersicht zum Symptombild**

*Kalium chlor.* ist angezeigt bei
- akuten Entzündungen als Entgiftungsmittel (beginnende Entzündungen siehe Ferrum phosphoricum);
- Rippenfellentzündung, weißem bis weißgrauem, nicht schleimigem Zungenbelag (bei gelbem Zungenbelag siehe *Kalium sulfuricum*, bei gelbgrünem Belag siehe *Natrium sulfuricum*);
- Husten mit weißem oder weißgrauem fadenziehenden Auswurf;
- fadenziehendem Schleim (aus Nase oder Genitalien), der getrocknet wie mehliges Pulver aussieht;
- unvermeidbaren Impfungen (nachher);
- zähem, dickem, schwärzlichem Blut.

*Kalium chlor.* entspricht von seiner Schwingung acht Bach-Blüten-Essenzen, die aus den Gruppen »Unsicherheit«, »Überempfindlichkeit« und »Überfürsorge« stammen. Wenn eine dieser Bach-Blüten-Essenzen als passend zur Harmonisierung der Seelenschwingung gewählt wird und eines der obengenannten Symptome festgestellt wird, kann *Kalium chlor. D6* die energetische Harmonisierung des Organismus wirksam fördern.

(*Kalium chlor. D6* wird oft halbstündlich, 1 bis 2 Tabletten, bis zur Veränderung des Zustands, gegeben.)

Diese acht Bach-Blüten-Essenzen sind:
- aus der Gruppe **»Unsicherheit«** Nr. 12 (Gentian), Nr. 13 (Gorse), Nr. 28 (Scleranthus), Nr. 36 (Wild Oat), aus der Gruppe **»Überempfindlichkeit für Ideen und Einflüsse«** Nr. 33 (Walnut), aus der Gruppe **»Übertriebene Sorge um das Wohl anderer«** Nr. 3 (Beech), Nr. 8 (Chicory), Nr. 32 (Vine).

**Farbtherapie ergänzend** Wenn *Gentian, Gorse, Scleranthus* oder *Wild Oat* aus der Gruppe »Unsicherheit«, oder *Beech, Chicory* oder *Vine* aus der Gruppe »Übertriebene Sorge...« als passende Bach-Blüten-Essenzen gewählt wurden, dann wird in der Mitte des Rückens *grün* und unterhalb des Brustbeins *rot* bestrahlt.

Bei *Walnut* aus der Gruppe »Überempfindlichkeit...« am Nacken *blau* bestrahlen.

## *Kalium phosphoricum (Nr. 5)*

**Übersicht zum Symptombild**

*Kalium phos.* ist das Hauptmittel bei
- hohem Fieber (etwa ab 38,8 Grad; Dosierung von *Kalium phos. D6* hier alle 3 Minuten 1 Tablette, oft sinkt das Fieber von 41 Grad auf 38 Grad bereits nach 20 Minuten);
- Blutvergiftung;
- fauligen Wunden;
- Mundfäule;
- schmierigen, grauschmutzigen, stinkenden Ausscheidungen jeder Art.

*Kalium phos.* hält Gewebszerfall auf, es gilt als *das* biochemische Antiseptikum.

*Kalium phos.* ist weiter angezeigt bei folgenden wichtigen Symptomen
- Nervenschwäche (Abstumpfung);
- Muskelschwäche und Lähmungsgefühl;
- Gedächtnisschwäche;
- Schreckhaftigkeit;
- Weinerlichkeit;
- Heimweh;
- Argwohn;
- Ängstlichkeit und Zaghaftigkeit;
- Platzangst;
- Verstimmungen;
- nervöser Schlaflosigkeit und Schläfrigkeit am Tage.

Wenn eines oder mehrere der aufgeführten Symptome auftreten, ist eventuell auch mit Hilfe eines erfahrenen Behandelnden bzw. Rutengängers zu prüfen, ob eine Wasserader unter der Schlafstelle und/oder dem Arbeitsplatz dafür verantwortlich ist.

*Kalium phos.* entspricht dem Schwingungsbereich von fünf Essenzen aus vier Gruppen:

**»Unsicherheit«** Nr. 13 (Gorse) und Nr. 17 (Hornbeam), **»Mangelndes Interesse für die Gegenwart«** Nr. 23 (Olive), **»Mutlosigkeit – Verzweiflung«** Nr. 22 (Oak), und **»Übertriebene Sorge um das Wohl anderer«** Nr. 8 (Chicory).

Hat man eine dieser fünf Bach-Blüten-Essenzen als passend gewählt *und* trifft eines der aufgeführten Symptome zu, so fördert *Kalium phos. D6* die Gesundung der Ebene des Organismus, der durch die Blütenessenz auf der Ebene der Seelenschwingung angeregt wird.

**Farbtherapie ergänzend** Bei *Gorse* und *Hornbeam* aus der Gruppe **»Unsicherheit«** und *Chicory* aus der Gruppe **»Übertriebene Sorge** . . .« in der Mitte des Rückens *grün* und eventuell unterhalb des Brustbeins *rot* bestrahlen.

Bei *Olive* aus der Gruppe **»Mangelndes Gegenwartsinteresse«** unterhalb des Brustbeins *gelb* und im Kehlkopfbereich *türkis* bestrahlen.

Bei *Oak* aus der Gruppe **»Mutlosigkeit«** zwischen den Schulterblättern *orange* bestrahlen.

## *Kalium sulfuricum (Nr. 6)*

**Übersicht zum Symptombild**

*Kalium sulf.* wird eingesetzt bei
- gelb-schleimigen Absonderungen aufgrund von Erkältungen (Schnupfen, Husten, Ausfluß);
- gelb-schleimigem Zungenbelag;
- »Katzenjammer«;
- Schwere des Kopfes und der Glieder;
- Benommenheit und Unlust;
- Druck und Völlegefühl im Magen;
- Abschuppung der Haut nach Krankheiten (*Kalium sulf.* dient auch der Neubildung der Haut).

*Kalium sulf.* ist wie *Ferrum phos.* Überträger von Sauerstoff.

Ein Bedarf wird auch angezeigt, wenn Besserung des Zustands in freier, frischer Luft und Verschlimmerung der Beschwerden bei Wärme und am Abend beobachtet werden.

*Kalium sulf. D6* empfiehlt sich im Wiederherstellungsstadium nach Entzündungen.

*Kalium sulf.* entspricht dem Schwingungsbereich von drei Bach-Blüten-Essenzen aus der Gruppe »**Mangelndes Interesse für die Gegenwart**«, Nr. 7 (Chestnut Bud), Nr. 16 (Honeysuckle) und Nr. 35 (White Chestnut).

Wenn eine dieser Essenzen als passend erkannt worden ist und eines der zuvor aufgeführten Symptome besteht, kann *Kalium sulf. D6* auf der körperlichen Ebene die Gesundungsimpulse auf der Seelenebene durch die Bach-Blüten-Essenz in geeigneter Weise unterstützen.

**Farbtherapie ergänzend**

Unterhalb des Brustbeins *gelb*, im Kehlkopfbereich *türkis* bestrahlen.

## *Magnesium phosphoricum (Nr. 7)*

**Übersicht zum Symptombild**

*Magnesium phos.* wird gegeben bei
- allen krampfartigen und krampfähnlichen Beschwerden und Schmerzen;
- Gallensteinkolik (*Magnesium phos. D6*, 7 bis 21 Tabletten in einem Glas heißer Flüssigkeit auflösen und schluckweise trinken, in schweren Fällen Wiederholung bis zur Krampflösung);
- Geburtswehen (Dosierung siehe Gallensteinkolik);
- blitzartigen, schießenden, stechenden und bohrenden Schmerzen (Dosierung siehe Gallensteinkolik);
- Abgang von Darmgasen, der keine Besserung bringt;
- Erkrankung aller Drüsen (zum Beispiel Speichel-, Lymph- und Schilddrüsen);
- Erkrankungen an Leber und Milz; Schmerzen, die plötzlich in Intervallen bzw. mit Pausen auftreten und bei Druck und Wärme nachlassen;
- Stuhlverstopfung;
- dumpfem Druck in der linken Bauchgegend bei mangelnder Arbeitsfähigkeit der Milz (kann im Regelfall nur vom Heilkundigen diagnostiziert werden);
- Schlaflosigkeit aufgrund einer der obengenannten Beschwerden.

*Magnesium phos.* sorgt außerdem für bruchsicheren, gesunden Knochenbau in der Wachstumsphase und gilt – vor allem beim heutigen Magnesiummangel in der Ernährung – als wichtiges Nervenmittel.

*Magnesium phos.* entspricht dem Schwingungsbereich von zwei Bach-Blüten-Essenzen aus der Gruppe »**Überempfindlichkeit für Ideen und Einflüsse**«, Nr. 4 (Centaury) und Nr. 15 (Holly).

Wenn diese ausgewählt wurden *und* eines der zuvor

erwähnten Symptome vorliegt, kann *Magnesium phos. D 6* die Heilung durch Harmonisierung der Seelenschwingung mit der entsprechenden Bach-Blüten-Essenz durch seine Heilwirkung im Organismus wesentlich fördern.

**Farbtherapie ergänzend**

Am Nacken *blau* bestrahlen.

Wenn die Bach-Blüten-Essenz *Holly* als passend ermittelt wurde, zusätzlich *orange* in der Mitte der oberen Schamhaargrenze bestrahlen.

## *Natrium muriaticum (Nr. 8)*

**Übersicht zum Symptombild**

*Natrium mur.* ist Kochsalz in homöopathischer Verdünnung. Neben *Kalium phos.* ist es an der Neubildung von Zellen bzw. bei der Zellteilung beteiligt.

Es wird gegeben bei

- Gelenkrheumatismus;
- Gelenkgeräuschen (Knacken und Knarren der Gelenke);
- Kältegefühl in Händen, Beinen und am Rücken aufgrund von Blutarmut (eventuell Überprüfung durch Naturheilkundigen);
- Mangel an Magensäure (macht sich unter anderem durch brennenden Durst oder Brennen im Rachen bzw. Sodbrennen bemerkbar);
- Übermaß an Speichel- und Tränenfluß;
- Erbrechen von Wasser;
- Hautbläschen mit wasserhellem Inhalt;
- wasserhellem, glasigem Zungenbelag (reine Zunge mit Speichelbläschen am Zungenrand);
- Geschmacks- und Geruchsverlust;
- Husten mit schaumigem Auswurf;
- Zahnschmerz, der über eine ganze Gesichtshälfte ausstrahlt;
- Trigeminus-Schmerzen;
- Karies (hohle Zähne);
- Kopfschuppen.

Kochsalz in jeder Form zieht Wasser an. Ohne Kochsalzaufnahme in der geeigneten Form würde der Körper austrocknen, was in einer Vorform oft zu Verstopfung führt.

Unverträglichkeit von dumpfer Luft in feuchten Wohnungen und Besserung des Befindens bei trockener, reiner Luft gehören ebenfalls zum Symptombild von *Natrium mur.*

*Natrium mur.* entspricht dem Schwingungsbereich von drei Essenzen aus der Gruppe »**Mutlosigkeit – Verzweiflung**«, Nr. 10 (Crab Apple), Nr. 11 (Elm) und Nr. 29 (Star of Bethlehem).

Wenn eine dieser drei Bach-Blüten-Essenzen als Hilfe zur Harmonisierung der Seelenschwingung erkannt wurde *und* eines der eben beschriebenen Symptome auftritt, kann *Natrium mur. D6* eine wirkungsvolle Förderung des Heilungsprozesses auf der Zellebene bedeuten.

**Farbtherapie ergänzend**

Zwischen den Schulterblättern *orange* bestrahlen.

Wenn die Bach-Blüten-Essenz *Crab Apple* als passend ermittelt wurde, dann zusätzlich *violett* in der Mitte der oberen Schamhaargrenze und oben am Scheitelpunkt (»Kronenchakra«) bestrahlen.

## *Natrium phosphoricum (Nr. 9)*

**Übersicht zum Symptombild**

*Natrium phos.* wird in der Naturheilkunde eingesetzt bei
- erhöhtem Harnsäurespiegel und Übersäuerung des Blutes (vom Heilkundigen zu überprüfen; beides ist oft eine Folge von übermäßigem Zuckergenuß und übertriebener Eiweißzufuhr);
- rahmartigen und honigähnlichen Ausscheidungen;
- zur Verhütung von Eiterbildung (zum Beispiel bei Verletzungen, unreiner Haut, eitrigen Entzündungen im Körper);
- saurem Aufstoßen bzw. »Sodbrennen« durch Übersäuerung (nicht zu verwechseln mit dem »brennenden Sodbrennen« im Symptombild zu *Natrium mur.*);
- saurem Erbrechen käsiger Beschaffenheit;
- Durchfällen wie »gehackt« von gelbgrüner Farbe.

*Natrium phos.* entspricht dem Schwingungsbereich von zwei Bach-Blüten-Essenzen aus der Gruppe »**Mangelndes Interesse für die Gegenwart**« Nr. 21 (Mustard) und Nr. 37 (Wild Rose).

Wird eine dieser beiden Essenzen als passend festgestellt *und* beobachtet man eines der zuvor aufgeführten Symptome, so kann *Natrium phos. D6* auf der Ebene des Körpers Gesundungsprozesse stimulieren, welche durch die entsprechende Bach-Blüten-Essenz von der Schwingung der Seele her angeregt werden.

**Farbtherapie ergänzend**

*Gelb* unterhalb des Brustbeins, *türkis* im Kehlkopfbereich bestrahlen.

## *Natrium sulfuricum (Nr. 10)*

**Übersicht zum Symptombild**

*Natrium sulf.* hilft, überschüssige Abfallstoffe der Zellen auszuscheiden, und ist somit an den Aufgaben der Leber beteiligt. *Natrium sulf.* wird verwendet bei

- Gallen-Erbrechen und/oder galligen Durchfällen;
- auch bei mangelndem Gallenfluß in den Dickdarm und daraus folgenden Verdauungsstörungen und Verstopfung mit schneidenden Leibschmerzen;
- Gelbsucht (durch Galle im Blut!);
- zu schwachem Stoffwechsel;
- Schwere und Mattigkeit in den Waden;
- Benommenheit im Kopf;
- Husten mit schwerlöslichem grünlichen Auswurf.

Die Beschwerden sind bei feuchter Hitze und stickiger Luft schlimmer (»Treibhausklima«).

*Natrium sulf.* entspricht dem Schwingungsbereich von fünf Essenzen: aus der Gruppe »**Angst**«, Nr. 2 (Aspen) und Nr. 20 (Mimulus) und der Gruppe »**Mutlosigkeit – Verzweiflung**« Nr. 11 (Elm), Nr. 19 (Larch) und Nr. 24 (Pine).

Nach der Auswahl der Bach-Blüten-Essenzen stellen wir also wiederum fest, ob darunter eine der fünf aufgeführten ist, *und* prüfen, ob eines der obengenannten Symptome vorliegt. Wenn dies der Fall ist, wird das Mineralsalz *Natrium sulf. D 6* auf der Ebene des Organismus die passende Ergänzung zur Harmonisierung der Seelenschwingung durch die jeweilige Essenz darstellen.

**Farbtherapie ergänzend**

Wenn der Patient die Bach-Blüten-Essenzen *Aspen* oder *Mimulus* aus der Gruppe »**Angst**« braucht, wird *gelb* am Akupunkturpunkt KG 15 bestrahlt.

Wenn der Patient *Elm, Larch* oder *Pine* aus der Gruppe »**Mutlosigkeit**...« braucht, wird zwischen den Schulterblättern *orange* bestrahlt.

## *Silicea (Nr. 11)*

**Übersicht zum Symptombild** *Silicea*, auch Kieselerde oder Kieselsäure genannt, gibt dem Bindegewebe Festigkeit, Elastizität, Widerstands- und Lebensfähigkeit. Ein Mangel an *Silicea* führt zu vorzeitigem Altern. In der Naturheilpraxis gibt man Silicea bei

- gereizten, überempfindlichen Nerven;
- Schreckhaftigkeit;
- Zerstreutheit;
- Haarausfall (bei Kopfschuppen siehe *Natrium mur.*);
- Blutergüssen;
- rheumatischen Beschwerden (*Silicea* bindet Harnsäure);
- Fußschweiß;
- unruhigem Schlaf und Schlaf ohne Erholung;
- unwillkürlichem Zucken der Arme und Beine im Halbschlaf;
- Kopfschmerzen über den Augen;
- Schmerzen in den Schläfen;
- Kreuz-, Hüft- und Ischiasschmerzen;
- Verstopfung aufgrund vorübergehender Einschränkung der Darmtätigkeit.

Außerdem dient *Silicea* auch zur Vorbeugung vor Arterienverkalkung und hilft, Eiter auszuscheiden.

*Silicea* gehört zum Schwingungsbereich von zwei Essenzen aus der Gruppe »**Unsicherheit**« Nr. 17 (Hornbeam) und Nr. 36 (Wild Oat).

Ist eine dieser Bach-Blüten-Essenzen als zutreffend erkannt worden *und* liegt gleichzeitig eines der erwähnten Symptome vor, so wirkt *Silicea D 12* auf der Zellebene als wesentliche Unterstützung für die Harmonisierung der Seelenschwingung durch die entsprechende Essenz.

**Farbtherapie ergänzend** In der Mitte des Rückens *grün*, unterhalb des Brustbeins *rot* bestrahlen.

## *Calcium sulfuricum (Nr. 12)*

**Übersicht zum Symptombild**

*Calcium sulf.* gilt als *das* Mittel bei allen eitrigen Prozessen. Es fördert die Blutgerinnung, regt den Stoffwechsel an und steigert die Abwehr. Es kommt in Leber und Galle vor. Es wirkt energieanfachend und führt zu Entgiftung, Ausscheidung und Ausleitung.

Man gibt *Calcium sulf. D. 6* bei

- allen chronischen und zugleich eitrigen Entzündungen, wie Mandelentzündung und Bronchitis;
- Schnupfen mit gelbgrünem, blutig-eitrigem Ausfluß und Krusten;
- Binde- und Hornhautentzündungen;
- Mittelohrentzündung;
- Harnwegsentzündung.

Solche chronischen eitrigen Entzündungen schwächen das Immunsystem bzw. sind Folgen eines geschwächten Immunsystems und deuten immer auf stark nachlassende Kräfte hin. Hier muß immer nach dem Herd gesucht werden, eine unbemerkt eiternde Zahnwurzel etwa.

Man setzt es auch bei Schwindelgefühlen am Abend (aufgrund chronischer, eitriger Entzündungen) ein, bei Aggressionsgefühlen gegen alles mögliche und gegenüber Andersdenkenden sowie bei chronischen Durchfällen und Verlangen nach Stimulantien.

*Calcium sulf.* entspricht der Schwingung von fünf Bach-Blüten aus zwei Gruppen.

Aus der Gruppe »**Angst**« Nr. 6 (Cherry Plum) und Nr. 25 (Red Chestnut) und aus der Gruppe »**Unsicherheit**« Nr. 12 (Gentian), Nr. 17 (Hornbeam) und Nr. 36 (Wild Oat).

Nachdem wir wiederum ermittelt haben, welche der Bach-Blüten für uns die geeigneten sind, stellen wir fest, ob sich darunter eine der fünf obengenannten befindet. Wenn dies zutrifft, wird *Calcium sulf. D6* ein geeignetes Ergänzungsmittel für die Förderung des Heilungsprozesses auf der Zellebene sein.

**Farbtherapie ergänzend** Wenn der Patient eher unsicher wirkt und man die Bach-Blüten-Essenzen *Gentian, Hornbeam* oder *Wild Oat* ausgewählt hat, bestrahlt man in der Mitte des Rückens *grün*, unterhalb des Brustbeins *rot*.

Wenn der Patient eher ängstlich wirkt – bei Verabreichung der Bach-Blüten-Essenzen *Cherry Plum* und *Red Chestnut* –, bestrahlt man gelb am Akupunkturpunkt KG 15.

Sie werden feststellen, daß nicht alle achtunddreißig Bach-Blüten dem einen oder anderen der zwölf Schüsslerschen Funktionsmittel bzw. Lebenssalze zugeordnet wurden. Das ergibt sich aus der Tatsache, daß sich nicht alle der achtunddreißig Bach-Blüten in ihrer Schwingung ganz spezifisch mit einem der zwölf Schüsslermittel ergänzen.

Die nicht aufgeführten sind damit nicht weniger heilsam oder harmonisch – sie stellen einfach in der Kombination mit den Zell- bzw. Mineralsalzen nicht die besondere therapeutische Ergänzung dar wie jene, die in der Übersicht genannt sind.

Eine notwendige Anmerkung zur therapeutischen Ergänzung von Bach-Blüten-Essenzen und Lebenssalzen:

Andere Zuordnungen, die ohne den Hintergrund täglicher Erfahrung in der Heilpraxis getroffen werden und sich auf astrologische oder esoterische Überlegungen beziehen oder gar willkürlich sind, können wir weder bestätigen noch empfehlen.

Vom Ersatz der Original-Bach-Blüten-Essenzen aus dem Bach Centre durch andere Blumensubstanzen und Blütenwässerchen, die die Bach-Blüten-Essenzen zu imitieren versuchen, raten wir ab.

5. Kapitel

# *Kirlianfotografie: Lebensenergie sichtbar gemacht*

# *Eine Einführung mit Bildbeispielen*

Die Kirlianfotografie ist eine bahnbrechende Methode zur schnellen Diagnose, die sich in der modernen Heilpraxis bereits bewährt hat, wenn man mit ihr umzugehen weiß.

An dieser Stelle wollen wir auf diese Diagnosemethode eingehen, die zwar nicht unmittelbar zur Praxis der Selbsthilfe gehört, aber doch direkt zum Thema »Die richtige Schwingung heilt«.

## *Der Mensch als Energiegenerator und Schwingungsfeld*

Bei der Kirlianfotografie werden Entladungsmuster bzw. Abstrahlungen von Händen oder Füßen, die sich unmittelbar auf einem Fotopapier befinden, optisch festgehalten. Sie entstehen, wenn sich unter dem Fotopapier ein bestimmtes ungefährliches Hochfrequenzfeld (dafür gibt es eine spezielle Apparatur) befindet.

**Aussagen der Kirlianfotografie**

Mit der Kirlianfotografie läßt sich nämlich optisch sichtbar machen und damit greifbar nachweisen:

- Jeder Mensch ist ein Energiegenerator, ein Schwingungsfeld.
- Sein Energie- und Schwingungszustand bestimmt seine seelische, psychische und physische Verfassung, und umgekehrt bestimmen Seele, Psyche und Physis Kraft und Prägung seiner Energien und Schwingungen – also ein Spiel von Wechselwirkungen.

- Mit der Kirlianfotografie kann man die charakteristischen Energie- und Schwingungsmuster zum ersten Mal sichtbar machen.
  Das bedeutet zunächst einmal, daß die Existenz dieser Energien und Schwingungen nachgewiesen werden kann!
- Daraus ergibt sich die einzigartige Chance, *Veränderungen* solcher Muster festzustellen, Schwingungszustände, wie sie sich durch die Kirlianfotografie dokumentieren lassen, miteinander zu vergleichen und somit *Rückschlüsse* sowohl auf den Gesundheitszustand eines Menschen wie auf seine Gemütsverfassung zu ziehen.
- Mit der Kirlianmethode läßt sich zum Beispiel innerhalb von wenigen Minuten fotografisch feststellen, wie der energetische Zustand eines Menschen *vor* und *nach* Einnahme eines homöopathischen Mittels, einer Bach-Blüten-Essenz oder einer Farbbestrahlung ist und wie der Organismus reagiert.

Das sowjetische Ehepaar Semjon und Valentina Kirlian entwickelte diese einzigartige Methode, die sie damals »Elektrophotographie im Hochfrequenzfeld« nannten.

Inzwischen wird weltweit mit der Kirlianfotografie zu Forschungs- und Diagnosezwecken gearbeitet. Dabei haben sich unterschiedliche Verfahren sowie teils von einander abweichende Definitionen der beobachteten Phänomene herausgebildet.

**Aurabilder**

Manche Forscher gehen davon aus, daß mit Kirlianfotografie ein Schwingungsmuster der Aura abgebildet wird. Andere stellen fest, damit werde ein Bild der Seele dargestellt. Und dritte sehen in den Kirlianbildern elektrische Entladungsmuster, die nur etwas über die jeweilige hautphysiologische Leitfähigkeit aussagen.

Manchmal heißt die abgebildete Energie »Bio-Plasma« oder »Bio-Energie«, andere Forscher sprechen von »Bio-Photonen« oder »bio-elektrischer Schwingung«. Wieder andere führen diese Energiemuster auf das Od oder Prana zurück.

Tatsache ist:

- In der amerikanischen Psychiatrie werden Kirlianfotos gemacht, um bei nicht ansprechbaren Patienten eine rasche Diagnose ihres energetischen Zustands zu gewinnen.
- In England wird die Kirlianmethode als Anhalt genutzt, um psychische Blockaden zu entdecken.
- Im deutschsprachigen Raum und in angrenzenden Ländern wird sie von Heilpraktikern, Naturheilkundigen und aufgeschlossenen, fortschrittlichen Zahnärzten und klinischen Ärzten in der täglichen Praxis eingesetzt.

**Aufnahmetechniken**

Es gibt unterschiedliche Aufnahmetechniken:

Manche Anwender ziehen Schwarzweißbilder, andere Farbbilder vor. Während im Westen hauptsächlich Kirlianfotos der Hände bzw. Füße oder auch nur der Fingerkuppen gemacht werden, wurde in Rumänien sogar mit Ganzkörper-Kirlianaufnahmen experimentiert.

In der Bundesrepublik ist auf die maßgebliche, wertvolle Pionierarbeit von *Peter Mandel* hinzuweisen, der sich als engagierter Forscher, erfahrener Heilpraktiker, Seminarleiter und Fachbuchautor einen herausragenden Ruf auf dem Gebiet der Kirlianfotografie und Farbtherapie erworben hat.

Anhaltspunkte für die Diagnose sind:

- das Vorhandensein oder das Fehlen eines Strahlenkranzes;
- ein geschlossener oder unterbrochener Strahlenkranz;
- ein dichter, »verklebter« oder unregelmäßiger Strahlenkranz;
- ein rundum gleichmäßig verlaufender Strahlenkranz

Letzterer weist auf frei fließende Energien und einen optimalen Gesundheitszustand hin.

Frau, 42 Jahre
(Lehrerin)

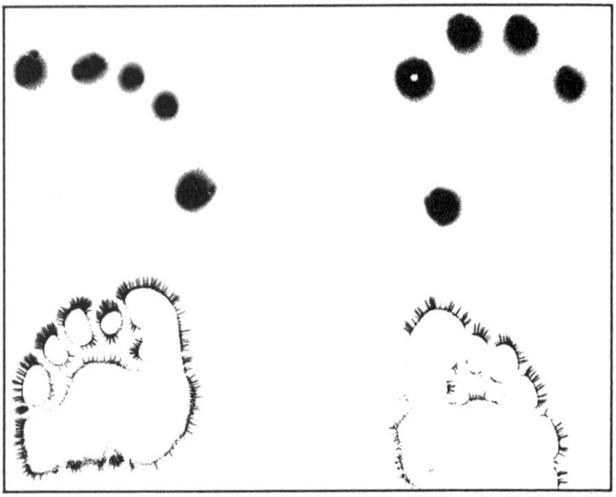

1. Bild
Beschwerden: Seelische Probleme aufgrund einer Ehescheidung, mangelnder Stoffwechsel

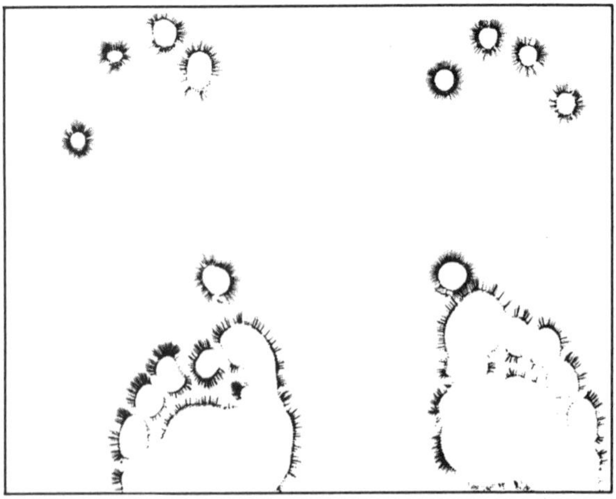

2. Bild
Nach Farbbestrahlung
und Bachblüten: Mimulus, Clematis, Heather, White Chestnut

Mann, 27 Jahre
(Schauspieler)

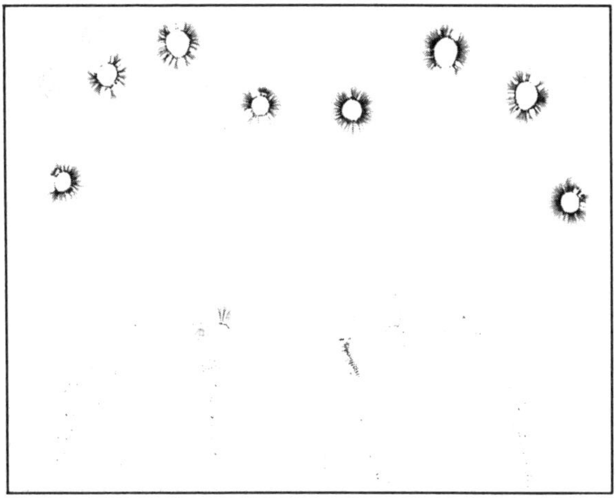

1. Bild
Beschwerden: Schwache Nerven, Krampfzustände des rechten Armes

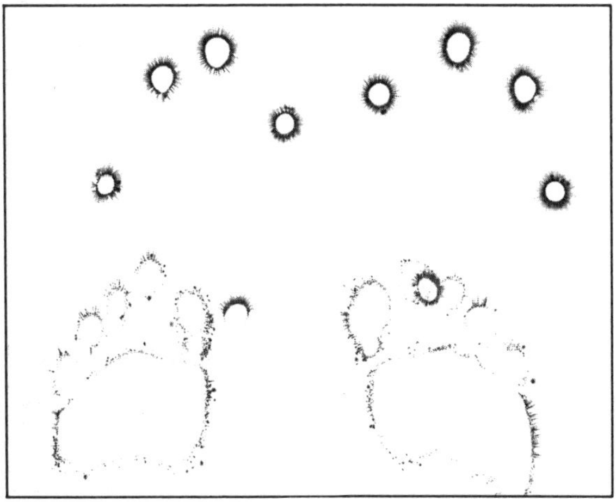

2. Bild
Nach den Bachblüten: Crap Apple, Chestnut Bud, Sweet Chestnut, Water Violet und nach Amalgamentfernung mit homöopathischer Entgiftung (Merc. sol., Cupr., Stann.)

Frau, 49 Jahre
(Geschäftsfrau)

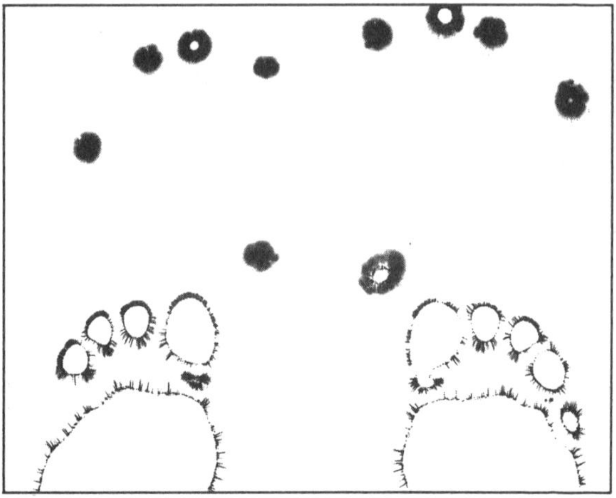

1. Bild
Beschwerden: Fingersteifigkeit mit Schmerzen, mangelnder Stoffwechsel

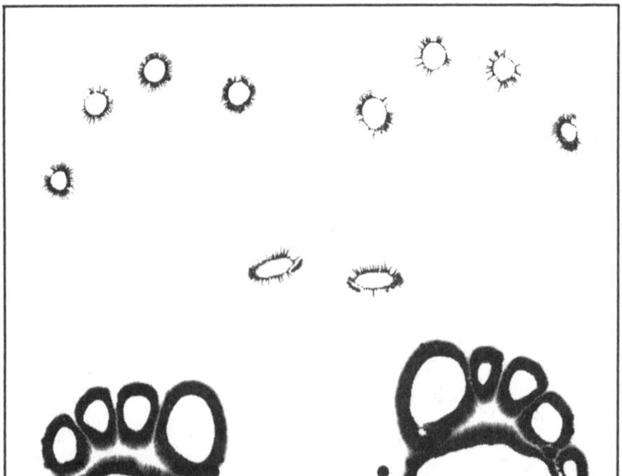

2. Bild (nach 13 Tagen). Nach homöopathischer Entgiftung des Cortisons im Körper und dreimaliger Gelb-Bestrahlung an den Leberpunkten und Bachblüten: Centaury, Crab Apple, Mustard, Star of Bethlehem, White Chestnut

Frau, 39 Jahre
(Sekretärin)

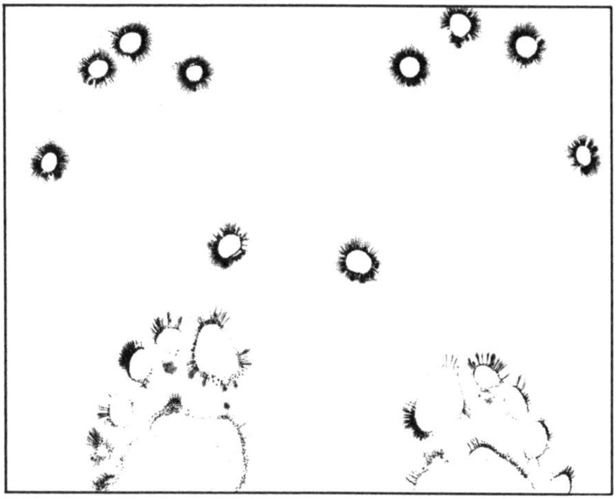

1. Bild
Beschwerden: Schlafstörungen

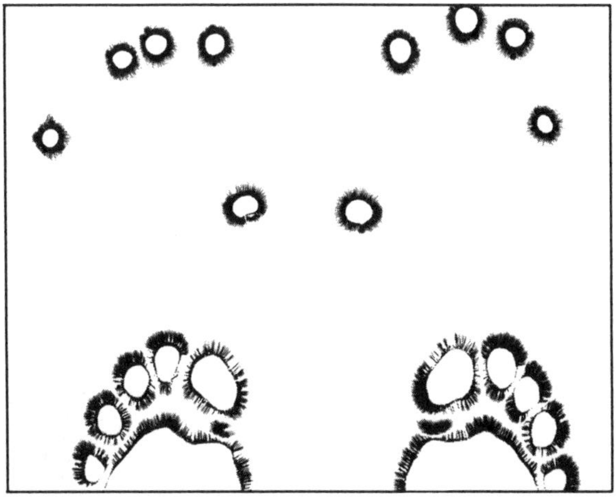

2. Bild
Nach Einnahme von Bachblüten: Impatiens, Pine,
Red Chestnut, Rock Water, Wild Rose
und nach einmaliger Farbbestrahlung

## *Optische Nachweise der Wirkungen von Naturheilmitteln*

Die obigen Kirlianbilder von Füßen und Händen, »vorher« und »nachher«, zeigen, daß
- die Kirlianfotografie Aussagen über den Energiezustand zuläßt;
- Bach-Blüten-Essenzen bzw. Farbtherapie und Homöopathie unmittelbar eine Veränderung im Energiebild ergeben;
- manchmal erst nach Behandlung bzw. Verabreichung die wahren Ursachen von Energieblockaden auf dem Foto sichtbar werden;
- auf bestimmte Problemzonen (Nieren, Amalgam usw.) manchmal deutliche Hinweise zu finden sind.

(Die Bildunterschriften sollen nur zur Veranschaulichung dienen und sind bewußt kurz gehalten.)

Mit den Bildern und kurzen Hinweisen sind die komplexen Befunde, Diagnoseverfahren und Therapiemethoden natürlich nicht umfassend beschrieben!

Dies waren vielmehr nur wenige Beispiele dafür, wie die Kirlianfotografie helfen kann, den Menschen als Träger und Erzeuger von Schwingungen und als ein ganzheitliches Energiefeld zu begreifen, zu deuten und zu behandeln.

**Erkennungshilfe zur Filmdiagnose**

Die Kirliandiagnostik kann den Weg zur klinischen Diagnose schneller und einfacher bereiten. Häufig genug zeigt ein Kirlianbild das *Anfangsstadium* einer Erkrankung an, bevor überhaupt irgendwelche klinischmanifesten Befunde zu stellen sind.

Es ist zu wünschen, daß diese faszinierende Methode weiter erforscht, entwickelt und zum Nutzen der Menschen angewandt wird!

6. Kapitel

# *Harmonisierende, heilende Meditationen mit Farben und Affirmationen zu den Bach-Blüten-Essenzen*

## *Einführung in die Meditation als heilsame Schwingung*

Meditation ist die umfassende und tiefgehende Entspannung von Körper, Gemüt, Intellekt und Psyche in der Weise, daß man alle Sorgen, Leiden, Gedankenverwirrungen, negativen Gefühle und Ängste für eine Zeit *los-lassen* kann.

In dieser Zeit des Los-lassens offenbart sich die ursprüngliche Harmonie der Seele bzw. des Selbst – in Ruhe, Freude, Frieden, Liebe, Licht oder anderen Empfindungen und Wahrnehmungen.

Meditation kann auch eine bewußte Bemühung um geistige, ethische und spirituelle Höherentwicklung bedeuten.

Diese Zeit, einige Minuten, eine viertel oder halbe Stunde nicht von der Mühsal des täglichen Lebens überspült zu werden, dient auf jeden Fall der Regeneration von Körper, Geist und Seele. Die meisten Menschen spüren in der Meditation, daß sich ihnen neue Bewußtseinsdimensionen öffnen, die eine neue Sicht der Herausforderungen und Probleme mit sich bringen, und daß ihnen durch die Meditation auch ungeahnte frische Energien zufließen, daß sie »auftanken«.

**Schöpferische Stille**

So paradox es klingen mag: die scheinbare Leere des Nichtstuns, das vermeintliche Nichts der Gedankenruhe vermag die Rückverbindung zu schöpferischen Urkräften zu offenbaren, die in jedem Menschen wirken und ohne die kein Leben existieren kann. (Im Tiefschlaf finden übrigens alle Menschen zu dieser lebensnotwendigen Rückverbindung mit den schöpferischen Urkräften, die den »Lebensgenerator« neu »laden«.)

Seit Jahrtausenden wissen Menschen, die auf diese Weise in sich gehen, daß Meditation auch heilen kann. Meditation ist kein Versprechen auf »Wunderheilung«, sondern eine große Hilfe, seelische Schwingungen zu harmonisieren und geistige Bewußtseinsenergien zu erschließen. Meditation trägt damit dazu bei, die Gesundung und Heilung der Ganzheit des Menschen – Körper, Geist, Seele – und dadurch auch einzelne Heilungsprozesse zu begünstigen. Damit ist wieder die Verbindung zu unserem Thema »Die richtige Schwingung heilt« hergestellt.

**Meditationswirkungen sind meßbar**

Die moderne Technik hat es nun möglich gemacht, Veränderungen, die durch Meditation im Körper und vor allem im Gehirn bewirkt werden, zu messen.

Dabei wurde unter anderem festgestellt – und inzwischen auch veröffentlicht –, daß in entspannter Meditation

- sich der Kreislauf beruhigt,
- der Stoffwechsel günstig beeinflußt wird,
- der Atem natürlich strömen kann, ohne von Gedanken oder eingeprägten Fehlatmungen verzerrt zu werden,
- der ruhigere, harmonische Gemützustand psychosomatische Wirkungen auf die Gesamtverfassung ausübt,
- die Gehirnwellen aus den tagesüblichen disharmonischen Erregungs- und Spannungsverläufen in entkrampfte, harmonische Schwingungen gewandelt werden, die positives Leben und kreatives Handeln entscheidend fördern.

Wir schlagen Ihnen deshalb einfache, harmonisierende und heilsame Meditationshilfen vor, die sich leicht praktizieren lassen.

In diesen *Meditationsempfehlungen* ergänzen sich die Schwingungen von *Farben* zu den *sieben Hauptgruppen* der Bach-Blüten-Essenzen und die *Affirmationen* (Verstärkung positiver Gedankenkräfte) zu den *achtunddreißig Einzelmitteln,* zu denen Edward Bach selbst die Beschreibung der entsprechenden Gemütszustände gegeben hat.

## *Meditationsanleitung*

(Die Kurzfassung finden Sie auf Seite 198)

### Vorbemerkungen zum Meditieren

**Dauer**

Allein am Anfang 5 bis 10 Minuten meditieren, später vielleicht 20 bis 30 Minuten, unter sachkundiger Führung eventuell länger; entscheidend ist die Qualität, also die wirkliche Ruhe und Entspannung, nicht die Dauer!

**Umwelt**

Stellen Sie Radio, Fernseher, Computer usw. ab; suchen Sie sich einen ruhigen normaltemperierten Platz, vielleicht sogar ein eigenes Zimmer; stellen Sie für diese kurze Zeit auch das Telefon so weg, daß Sie durch sein Klingeln nicht gestört werden können.

**Zeit**

Meditieren können Sie, wann immer es Ihnen möglich ist; allgemein wird empfohlen, möglichst immer zur gleichen Zeit zu meditieren und sowohl die frühen Morgenstunden wie den Abend zu nutzen.

**Haltung**

Für den Durchschnittseuropäer ist während des Meditierens bequemes und aufrechtes Sitzen wohl am geeignetsten; manche Menschen ziehen die Ruhelage vor, allerdings ist dann die Neigung groß einzuschlafen; besondere Yoga-Sitzhaltungen sind – wenn unverkrampft geübt! – hilfreich für die bewußte Aufmerksamkeit, aber nicht erforderlich.

**Typische Meditationserfahrungen**

Oft tritt am Anfang einer Meditation Müdigkeit auf, weil man wirklich überlastet ist oder weil sich der Organismus noch nicht auf die Schwingungsberuhigung durch Meditation eingestellt hat. Müdigkeit ist ein Hindernis, das leicht überwunden werden kann, indem man weiter wach und aufmerksam auf den Meditationsinhalt gerichtet bleibt.

Fast alle Menschen, die meditieren, sehen auch verschiedene Bilder, Lichter, Farben usw. oder spüren feine Energien. Das ist ganz normal und natürlich. Diese Phänomene stellen Durchgangstadien für das Bewußtsein dar, das beginnt, sich mit seiner schöpferischen Urquelle zu verbinden (vergleiche Anneliese Harf: »Yoga – Weg zur Harmonie«, siehe Literaturverzeichnis).

**Motivation** Die beste Garantie für ein »Gelingen« der Meditation ist die eigene Motivation. Wenn wir uns auf positive Ziele ausrichten und positive Mittel einsetzen, wird auch Verlauf und Ergebnis der Meditation positiv sein.

### Anleitung für alle Bach-Farbmeditationen mit Affirmationen

1. Setzen Sie sich bequem und aufrecht hin, für die kurze Zeit möglichst ungestört.
2. Stellen Sie fest, welche Bach-Blüten-Essenz bei Ihrem gegenwärtigen Schwingungszustand am geeignetsten ist:
   - Entscheiden Sie sich bei der Meditation nur für *eine* Bach-Blüten-Essenz!
   - Sie können die passende Blüte auf unterschiedliche Weise bestimmen: intuitiv mit den Bach-Blüten-Farbkarten oder indem Sie die Kurzbeschreibungen lesen (ab Seite 207 ff.).
3. Lesen Sie die entsprechende Affirmation und prägen Sie sich diese ein (siehe ab Seite 200).
   Entscheiden Sie sich anhand der Farbübersicht zur Meditation (siehe ab Seite 200) für eine der angegebenen Meditationsfarben, je nachdem, zu welcher Sie im Moment mehr neigen.
4. Dann schließen Sie die Augen und atmen dreimal tief durch die Nase ein, so daß nicht nur Lungen, sondern auch Zwerchfell und Flanken (also »der Bauch«) mit Luft gefüllt werden – sozusagen bis in die Zehenspitzen –,

und atmen Sie jeweils ebenso tief aus – aber durch den Mund.

5. Stellen Sie sich nun auf die Affirmation ein, sprechen Sie diese in Gedanken aus (manche empfinden es als hilfreich, die Affirmation anfangs halblaut vor sich hin zu sprechen).
   Ziel ist, daß Sie Ihr Denken und Fühlen ganz auf diese eine Affirmation einstellen und sich in deren wirkungsvolle Schwingung einlassen – sich also auf diese Affirmation »konzentrieren«.
   Beobachten Sie, inwieweit sich ihre Verfassung verändert.
6. Nach einiger Zeit (vielleicht 3 bis 5 Minuten) wenden Sie nun Ihre Aufmerksamkeit von der Affirmation fort zur Vorstellung, wie die von Ihnen *zuvor* ausgewählte Farbe als klares wohltuendes Licht von oben über den Oberteil des Kopfes (das sogenannte Scheitel-Kraftzentrum) in Ihren Körper hineinströmt und sich in Ihnen ausdehnt.
   Manche Menschen verbinden das Einströmen des farbigen Lichts mit dem Einatmen und die wohltuende Ausbreitung des Lichts in ihrem Körper mit dem Ausatmen.
   Je nach Vorliebe kann man das farbige Licht, das einen durchflutet, wieder ausfließen lassen
   - durch den Körper über die Füße
   - oder über den Oberbauch zwischen Bauchnabel und Rippenbogen (am sogenannten Solarplexus-Kraftzentrum)
   - oder über die Brustmitte (das sogenannte Herz-Kraftzentrum)
   - oder ganz allgemein über den ganzen Körper.
7. Führen Sie diese Übung, während der Sie sich vorstellen, daß von oben farbiges Licht in Sie einströmt, einige Minuten oder so lange, wie es Ihnen angenehm ist, durch. Nehmen Sie bewußt die Schwingung des farbigen Lichts wahr.

8. Beenden Sie Ihre kleine Meditation wieder mit der bewußten gedanklichen bzw. intuitiven Ausrichtung auf Ihre Affirmation.
   Beobachten Sie, inwieweit sich Ihr Verständnis der Affirmation verändert, vielleicht auch vertieft hat. Registrieren Sie auch, ob Sie sich jetzt anders, vielleicht wohler als zuvor, fühlen.
9. Beenden Sie diese Übung dann mit einem vertieften Ein- und Ausatmen.

Der Übungsablauf
noch einmal in einprägsamer Kurzfassung:

**Meditationsanleitung**

1. Entspannt und aufrecht hinsetzen.
2. Affirmation und Farbe heraussuchen bzw. bestimmen.
3. Die Affirmation ins Bewußtsein einprägen.
4. Augen schließen, tief ein- und ausatmen, Nase – Mund.
5. Gedankliche Konzentration auf die Affirmation.
6. Vorstellung, daß das farbige Licht von oben einfließt. Ausströmen lassen über Füße, Bauch, Herz oder den ganzen Körper.
7. Erspüren der Schwingung des farbigen Lichts in sich.
8. Wiederholung der Konzentration auf die Affirmation. Beobachtung der Empfindungen und Wirkungen der Übung.
9. Beendigung der Meditation mit tieferem Ein- und Ausatmen.

# *Achtunddreißig Affirmationen zu den achtunddreißig Bach-Blüten-Essenzen und spezielle Meditationsfarben zu den sieben Bach-Blüten-Gruppen*

**Affirmationen**

Für jede Bach-Blüten-Essenz ist eine Affirmation angegeben, die positiv das ausdrückt, was Edward Bach bei der Zuordnung seiner achtunddreißig Mittel (plus *Rescue Remedy*) als disharmonisch bzw. problematisch beschrieben hat bzw. was anzustreben ist.

Die Affirmationen beinhalten also – in verdichteter, knapper Form – jene positiven Gedankenkräfte, welche die jeweils beschriebene Gemütsdissonanz harmonisieren können.

Gedanken, Worte und Gefühle sind bekanntlich machtvolle Energien. Affirmationen nutzen diese Kräfte, um positive Schwingungsfelder zu erzeugen.

**Farben**

Für jede der sieben Hauptgruppen der Bach-Blüten-Essenzen werden jeweils drei (manchmal vier) spezielle Farben zur Lichtmeditation angegeben.

Diese Meditationsfarben helfen feinstofflich bei der Gesundung und unterstützen die Schwingungen der Bach-Blüten-Essenzen der sieben Hauptgruppen von Gemütszuständen.

Diese Farben entsprechen zwar – von einer bestimmten Ebene her betrachtet – jeweils einer mehr physischen, mentalen bzw. spirituellen Schwingung. Das beeinflußt aber Ihre Wahl der Farbe nicht – sie sollte intuitiv, zum Beispiel mit Hilfe der speziellen Farbkarten, erfolgen (siehe Seite 209 ff.).

Sogar vorgestellte Farben können unmittelbar empfunden und subjektiv erlebt werden! Deshalb haben sich die Farbmeditationen nach dem Motto »Die richtige Schwingung heilt« sehr bewährt.

(Manche Leser werden auch mit den folgenden Meditationsfarben im Rahmen der Farbtherapie experimentieren wollen; siehe auch den Hinweis auf Hand-Farblampe Seite 213 f.)

## *Gruppe 1: »Angst«*

**Meditationsfarben** Violett (physisch), **Blau** (mental), **Weiß oder Gold** (spirituell)

**Affirmationen** **Rock Rose** (26): »Gott liebt mich und schenkt mir Zuversicht. Ich habe wieder Hoffnung.«

**Mimulus** (20): »Ich darf alle belastenden Eindrücke aus der Vergangenheit loslassen. Ich schöpfe neuen Mut.«

**Cherry Plum** (6): »In mir ist eine Quelle. Ich schöpfe Kraft aus ihr, um meine Aufgabe zu erfüllen.«

**Aspen** (2): »Ich kann zuversichtlich in die Zukunft blicken. Ich werde geführt.«

**Red Chestnut** (25): »Jeder Lebensplan ist anders. Jeder führt auf seine Weise zur Vervollkommnung.«

## *Gruppe 2: »Unsicherheit«*

Türkis (physisch), Blau (mental), Goldgrün (spirituell) **Meditationsfarben**

Cerato (5): »Ich trage Verantwortung für mein Leben. Ich vertraue auf meine innere Stimme.« **Affirmationen**

Scleranthus (28): »Ich bitte um inneres Gleichgewicht und Klarheit. Ich entscheide sicher.«

Gentian (12): »Ich kann Schwierigkeiten meistern. Ich habe Mut, geduldig zu wachsen wie die Natur.«

Gorse (13): »Das Leben ist ein Geschenk. Ich achte und nutze es.«

Hornbeam (17): »Ich habe in diesem Leben eine Aufgabe. Die Schöpferkraft hilft mir, sie zu erfüllen.«

Wild Oat (36): »Ich öffne mich für Impulse meiner Intuition. Ich vertraue meiner Seele.«

## *Gruppe 3: »Mangelndes Interesse an der Gegenwart«*

Grün (physisch), Gold (mental), Gold oder Weiß (spirituell) **Meditationsfarben**

Clematis (9): »Ich beobachte meine Gedanken. Ich entscheide mich bewußt, welche mich wirklich interessieren, und handle danach.« **Affirmationen**

Honeysuckle (16): »Ich schätze meine schönen Erinnerungen. Ich trage täglich bewußt dazu bei, anderen Menschen Freude zu bereiten.«

Wild Rose (37): »Die Schöpferkraft hat mir die Chance zur Freiheit geschenkt. Diese Freiheit nutze ich für ein schönes und kreatives Leben.«

Olive (23): »Ich darf mir selbst Ausgelassenheit und spielerische Freude gönnen. Ich lasse neue Energien durch mich strömen.«

White Chestnut (35): »In mir ist Frieden. Diese Harmonie schenkt mir innere und äußere Ausgeglichenheit.«
Mustard (21): »Helles, heiteres Licht hilft mir, Harmonie und Freude zu spüren und auszustrahlen.«
Chestnut Bud (7): »Ich erkenne meine Verhaltensmuster und Fehler und bin bereit, etwas Neues daraus zu lernen.«

## *Gruppe 4: »Einsamkeit«*

**Meditationsfarben** Grün (physisch), **Türkis** (mental), **Rosa** (spirituell)

**Affirmationen** Water Violet (34): »Leben ist Geben und Nehmen. Ich kann Hilfe und Liebe geben, und ich kann sie annehmen.«
Impatiens (18): »Alle Dinge haben ihre Zeit. Ich öffne mich gelassen für meine Zeit.«
Heather (14): »Mein bester Freund ist meine eigene Seele. Ich bin eins mit ihr.«

## *Gruppe 5: »Überempfindlichkeit für Ideen und Einflüsse«*

**Meditationsfarben** Rosa (physisch), **Violett** (mental), **Weiß oder Gold** (spirituell)

**Affirmationen** Agrimony (1): »Entwicklung bedarf auch der Festigkeit. Ich bin liebevoll und fest zugleich.«
Centaury (4): »Meine Lebensaufgabe ist es wert, daß ich sie erkenne und mich ihr bewußt zuwende.«
Walnut (33): »Ich bin offen für den Austausch mit anderen und bleibe doch auf meinem Weg.«
Holly (15): »Das Leben gibt jedem das Seine. Ich öffne mich für das Meine.«

## *Gruppe 6: »Mutlosigkeit – Verzweiflung«*

**Meditationsfarben**

Rosa (physisch), Goldgrün (mental), Weiß (spirituell)

**Affirmationen**

Larch (19): »Gott liebt und will mich so, wie ich mit seiner Gnade und durch meine Bemühung werden kann.«

Pine (24): »Ich ordne Fehler richtig ein. Ich lerne mich auch am Unvollkommenen zu freuen.«

Elm (11): »Ich höre auf meinen inneren Ruf und folge ihm.«

Sweet Chestnut (30): »Ich darf loslassen und mich von der Schöpferkraft tragen lassen.«

Star of Bethlehem (29): »Meine Seele findet Trost im göttlichen Licht.«

Willow (38): »Ich sammle neue Kraft, um mein Leben bewußter und glücklicher zu führen.«

Oak (22): »In mir spüre ich Kraft und zugleich gelassene Heiterkeit.«

Crab Apple (10): »Alles Dunkle, Schwere, Unreine atme ich aus. Ich atme Klarheit, Reinheit und Zuversicht ein.«

## *Gruppe 7: »Übertriebene Sorge um das Wohl anderer«*

**Meditationsfarben**

Türkis (physisch), Weiß (mental), Gold (spirituell)

**Affirmationen**

Chicory (8): »Ich kann mich selbst lieben. Ich erkenne, daß sich jeder Mensch nach seinem individuellen Lebensplan entwickeln muß.«

Vervain (31): »Energien fließen in mir. Ich halte mich offen für neue Impulse, die das Leben bringt.«

Vine (32): »Ich lerne zu unterscheiden, wann ich loslassen und wann ich anpacken muß.«

**Beech** (3): »Jeder Mensch trägt Verantwortung für sein eigenes Leben. Ich lerne zu erfahren, was meine Verantwortung ist.«

**Rock Water** (27): »Die farbige Vielfalt des Lebens ist Ausdruck schöpferischer Freude. Ich lasse diese schöpferische Freude auch durch mich strömen.«

## *Rescue Remedy*

**Meditationsfarben** Violett (physisch), **Weiß** (mental), **Gold** (spirituell)

**Affirmation** »Ich bitte um Hilfe und göttliche Führung.«

7. Kapitel

# *Die Bach-Blüten-Farbkarten*

# Ein völlig neuer Zugang zur intuitiven Ermittlung der richtigen Bach-Blüten und Therapiefarben

In diesem Handbuch stellen wir Ihnen zum ersten Mal eine sehr einfache Methode vor, wie Sie selbst unmittelbar die jeweils persönlich passenden Bach-Blüten und Therapiefarben ermitteln können: die Bach-Blüten-Farbkarten.

Das Prinzip und die Handhabung dieser Karten sind schnell erklärt:

**Das komplette Kartenset**

Das *komplette Set der Bach-Blüten-Farbkarten* besteht aus:

1. 38 Karten

auf der Vorderseite

- mit *Darstellungen der Bach-Blüten* von der österreichischen Künstlerin Silvia Reili-Preinfalk, welche die besondere Schwingung der Bach-Blüten besonders wirkungsvoll zum Ausdruck bringen,
- mit der *Angabe der Gruppe*, zu welcher diese Blüte nach Edward Bach gehört,
- mit dem englischen und deutschen *Namen* sowie der international üblichen *Referenznummer*,
- mit dem wichtigsten *Kurzhinweis auf die häufigste Anwendung*;

auf der Rückseite

- mit derjenigen Farbe, die der *Zuordnung von Farbtherapie zu Bach-Blüten* im zweiten Kapitel dieses Buchs entspricht.

2. 39 Karten
 auf der Vorderseite
- mit *Darstellungen der achtunddreißig Bach-Blüten* und zusätzlich des Kombinationsmittels *Rescue Remedy* (Notfallmittel),
- mit den englischen und deutschen *Namen* sowie der *Referenznummer*,
- mit der jeweiligen *Affirmation*, die im sechsten Kapitel dieses Buchs angegeben und erläutert wird;

auf der Rückseite
- mit den *drei Meditationsfarben* für die Meditation auf der spirituellen, mentalen und physischen Ebene.

Das komplette Set enthält also zwei Sätze mit insgesamt siebenundsiebzig Karten und einer ausführlichen Anleitung. Es erscheint bei der AGM (AG Müller in der Schweiz, in Neuhausen am Rheinfall, Bahnhofstraße 9) und ist in jeder guten Buchhandlung erhältlich.

**Zum Sinn der achtunddreißig Bach-Blüten-Farbkarten:**

Oft genug fällt es dem Laien schwer, rasch und sicher festzustellen, welche Beschreibung eines Seelenzustands oder einer Gefühlssituation ganz genau auf ihn paßt. Man findet sich in mehreren Erklärungen getroffen und kann sich nicht für eine oder zwei entscheiden, oder man erkennt sich vielleicht in den Aussagen überhaupt nicht wieder.

**Hilfe durch Intuition**

Und Heilern passiert es häufig, daß sich Patienten nicht klar genug auszudrücken vermögen, es aber höchste Zeit für eine rasche, unkomplizierte, erste Maßnahme ist.

Die Bach-Blüten-Farbkarten erlauben deshalb als eine entscheidende Erleichterung einen direkten, intuitiven Zugang, ein unmittelbares Erfassen dessen, was heilt und um was es uns in diesem Buch geht: die richtige Schwingung!

Sowohl die Vorderseiten mit den einfühlsamen Darstellungen aller Bach-Blüten wie auch die Rückseiten mit den klaren Therapiefarben erlauben, daß man sich direkt zur einen oder anderen Karte hingezogen fühlt – wobei unbewußte Momente natürlich auch eine Rolle spielen! In dieser Hinsicht sind die Bach-Blüten-Farbkarten dem Tarot vergleichbar. Das »Wirkprinzip« ist die Gleichzeitigkeit von geistiger und fühlender Ausrichtung des Menschen auf ein Problem, eine Frage oder ein Thema und die in diesem besonderen Augenblick erfolgende Auswahl einer oder mehrerer Karten. Der Tiefenpsychologe C. G. Jung nannte diese Art der Sinnverknüpfung »Synchronizitätsprinzip«.

### Und so benutzen Sie die 38 Bach-Blüten-Farbkarten:

### A. Ermitteln der passenden Bach-Blüten über die Farben

Sie können über die Farbwahl und dann Auswahl einer Einzelkarte intuitiv zu der für Sie passenden Bach-Blüte finden.

1. Sammeln Sie sich für einige Augenblicke, denken Sie an Ihre Gesundheit so, wie Sie gern sein *möchten*.
2. Dann mischen und fächern Sie die Karten mit dem Farbrücken nach oben halbkreisförmig vor sich auf einer glatten Fläche auf.
3. Lassen Sie sich zu jener Karte führen, die Ihre bestmögliche körperliche Gesundheit symbolisieren soll, und greifen Sie diese Karte heraus.
4. Lassen Sie sich dann zu jener Karte führen, die für Ihre bestmögliche seelische Harmonie stehen soll, und nehmen Sie diese Karte auf.
5. Lesen Sie die Beschreibung mit dem Kurzhinweis; wenn Sie mögen, auch die näheren Erläuterungen im ersten Kapitel dieses Buchs.
6. Nehmen Sie diese beiden Bach-Blüten-Essenzen in der Ihnen ja bekannten Verdünnung von ca. 4 Tropfen auf ein Glas Wasser. Und schauen Sie sich im zweiten Kapitel dieses Buchs auch die mögliche dazugehörige Farbtherapieanwendung an.

### B. Ermitteln der passenden Bach-Blüten und/oder der passenden Therapiefarben über die Bach-Blüten-Bilder

**Intuitive Auswahl** Sie können die intuitive Auswahl auch nach der Schwingung vornehmen, die Sie von den Darstellungen empfangen.

1. Wieder sammeln Sie sich zunächst und stellen sich auf die optimalste Gesundheitsvorstellung ein, die Ihnen möglich ist.
2. Nun mischen und legen Sie die Karten in Reihen so nebeneinander, daß nur die Bilder zu sehen sind, *nicht* die Beschreibungen der Gruppen, Namen usw.
3. Lassen Sie sich dann nacheinander zu jenen beiden Karten führen, die Sie – möglicherweise über Ihre jetzige Vorliebe – als förderlich empfinden für Ihre körperliche Gesundheit und für Ihre seelische Harmonie.
4. Greifen Sie diese beiden Karten heraus, lesen Sie die Zeilen unter den Bildern, schauen Sie sich die Farben auf den Rückseiten an, und nehmen Sie die entsprechenden Bach-Blüten-Essenzen in der bekannten Verdünnung ein, bzw. wenden Sie die entsprechenden Farben so an, wie im zweiten Kapitel erläutert.

Für beide Methoden gilt:

Die Erfahrung hat erwiesen, daß man nicht zu viele Essenzen gleichzeitig einnehmen sollte. Daher empfiehlt es sich, es zunächst einmal mit zwei, maximal aber mit drei oder vier Essenzen bewenden zu lassen.

*Die Bach-Blüten-Farbkarten vereinen im Kartenformat also wesentliche Informationen der heilwirksamen Schwingungen der Bach-Blüten, Kurzhinweise auf Gruppe, Namen, Nummer und wichtigste Anwendung sowie die Schwingung der Therapiefarben. Sowohl Heilkundige wie Laien können sie unkompliziert handhaben.*

*Die Bach-Blüten-Farbkarten eignen sich übrigens auch hervorragend als Hilfe zur Ermittlung von Bach-Blüten und Therapiefarben durch intuitive Heilkundige und Laien im Verbund mit allen anderen Büchern über die Bach-Blüten!*

# *Schlußbemerkung*

Gesundheit ist mehr eine Seelenschwingung denn ein physikalisch meßbarer und nur schulmedizinisch »machbarer« Körperzustand.

Gesundheit, »heil sein« (ist gleich »heilig«), Ganzheitlichkeit sind das Wesen und die Natur unserer Seele. Wir alle leben aus und in einer einzigen schöpferischen Energie, die manche *Gott* nennen, manche anders.

Unser Leben kann eine Vervollkommnung bis hin zur bewußten Einswerdung mit dieser Urenergie werden. Menschheitslehrer, wie zum Beispiel Laotse, Buddha, Jesus Christus, Meister Ekkehart, St. Germain, Samuel Hahnemann, Ramana Maharshi, Sant Darshan Singh und nicht zuletzt Edward Bach, verwirklichen diese Einsicht und erinnern uns immer wieder daran. Sie waren und sind bereit zu helfen.

»Krankheit« hat ihre besondere Funktion in unserem Leben: Wenn uns sonst nichts mehr an Ursprung und Ziel der Seele erinnert, wenn wir aus der schöpferischen Harmonie herausgefallen sind, dann stellen wir uns durch (selbstgeschaffene, selbstverursachte) Krankheiten nicht mehr zu übersehende Auf-Gaben, die uns »zwingen«, bewußt zur Harmonie zurückzufinden.

Mit der rechten Schwingung – mit einer Harmonie zwischen göttlichen, seelischen und irdischen Energien – können wir unser Leben fruchtbarer machen, weniger leiden und mehr lieben!

# *Farbtherapie und Farbmeditation mit einer Farb-Handlampe*

*Life Energy Products Santa Fe* hat ein *MultiColor Combi ® Set* herausgebracht, das sich sehr gut für Farbtherapie, Farbakupunktur, Farbmeditation, Chakraaktivierung und Farbexperimente eignet. Er besteht aus einer leuchtstarken Handlampe, zweimal fünfzehn (ausgewählten) Farbfiltern aus einer Spezialfolie und einem besonderen Vorsatz mit einer Quarzglaspyramide sowie weiterem Zubehör.

Die wichtigsten Farben der Farbtherapie – Gelb, Orange, Rot, Rosa, Hellgrün, Grün, Türkis, Blau und Violett und Purpur/Magenta – sind als Grundfarben enthalten, dazu einige andere Farbschattierungen.

Alle Farbfilter lassen sich einzeln oder miteinander kombiniert verwenden, so daß sich auch individuell gewünschte Farbnuancen treffen lassen.

Die Quarzglaspyramide – zur Farbakupunktur, zur Verstärkung der Farbschwingungen und zur Farbmeditation – läßt sich wahlweise vorschalten.

Eine ausführliche Beilagbroschüre gibt detaillierte Gebrauchshinweise, zum Beispiel zu den Stichworten Harmonisierung der eigenen Schwingung, Normalisierung des Säftehaushalts, Anwendung bei Nervosität, Schwächegefühl, seelischen Problemen, häufig auftretenden Beschwerden (wie verstopfter Nase, Verdauungsschwierigkeiten usw.) sowie zur Meditation und zur Chakraaktivierung.

Alle in unserem vorliegenden Buch beschriebenen Farbanwendungen lassen sich mit dieser Farbhandlampe durchführen.

Damit bietet dieses leicht zu handhabende Farbset vielfältige Gebrauchsmöglichkeiten sowohl für den erfahrenen Heilkundigen wie für Menschen, die sich selbst behandeln oder mit Farben experimentieren wollen.

Bezugsquelle in der Bundesrepublik:

WRAGE Versandservice
Schlüterstraße 4, D-2000 Hamburg 13
Tel. 040/455240.

Das *LEP MultiColor Combi ® Set* kostet DM 198,– (inkl. MWSt.); die Lieferung erfolgt bei Einsendung von DM 198,– per Euroscheck an den *WRAGE Versandservice* oder Einzahlung auf das Postscheckkonto Hamburg, WRAGE, Kto. Nr. 114328-200, BLZ 20010020, Stichwort *LEP Farblampe.*

Bezugsquelle in der Schweiz:
Scherz-Buchhandlung, Marktgasse 25, CH-3011 Bern
Tel. 0231/226837.

Bezugsquelle in Österreich:
Raimund Engel, Sieveringer Str. 126/4, A-1190 Wien
Tel. 0222/443632

Über den Fachverband deutscher Heilpraktiker (Neumarkter Str. 87, D-8000 München 80) erhalten Sie Informationen über Adressen von zugelassenen Heilpraktikern, die seriös ausgebildet und Mitglied im Fachverband sind.

Über die »Chrüter Drogerie«, CH-5300 Schaffhausen, Unterstadt 28; Tel. 053/245030, Fax 053/246457 sind auch ausgefallene Naturheilmittel erhältlich.

# *Seminare über Naturheilkunde für Laien und Angehörige von Heilberufen*

Die Autorin, Heilpraktikerin Ingrid S. Kraaz von Rohr, ND, bietet die Teilnahme an besonderen Seminaren für Laien an sowie Aus- und Fortbildungskursen für Behandlerinnen, Heilpraktikerinnen und Anwärterinnen, Naturärzte und Angehörige von Heilberufen. In diesen Seminaren unterrichtet sie Grundlagen und Behandlungsvorschläge im Rahmen der von ihr begründeten »Natürlichen Komplementär-Medizin«.

Themen sind u. a.
- »Die richtige Schwingung heilt« als Begleitseminar zu diesem Buch
- »Die Bach-Blüten in sinnvoller Kombination mit anderen Naturheilverfahren«
- »Die richtige Farbe heilt« zu Farbtherapie und Farbakupunktur
- »Die neue Weiblichkeit« zu wichtigen Fragen über sogenannte »Frauenbeschwerden«, psychologische und spirituelle Zusammenhänge und naturheilkundliche Heilung
- »Zellsalze und ihre Bedeutung für den Menschen«
- »Umweltmedizin und Umweltdiät« – naturheilkundliche Vorbeugung und Heilung bei Gesundheitsbeschwerden aufgrund von Umweltbelastungen

Für die Angehörigen von Heilberufen wird ein besonderer Zyklus von fünf viertägigen Intensivseminaren zur Aus- und Fortbildung angeboten, der im Frühjahr 1992 beginnt.

Seminaranfragen richten Sie bitte jeweils an:

A: Arbeitsgemeinschaft für Physioenergetik, Sieveringer Str. 126/4, A-1190 Wien, Tel. 0222/443632

CH: Integra, Marlyse Keller, Postfach 7447, CH-6000 Luzern 7, Tel. 041/456091

D:
- für Laien: Wrage Seminare, Schlüterstr. 4, D-2000 Hamburg 13, Tel. 040/455240
- für Behandler: Eugemed, Schafackerwerg 1, D-7855 Eimeldingen, Tel. 07621/63870
- oder direkt an: NKM-Seminare, Naturheilpraxis, Waldweg 8, D-8022 Grünwald.

Als Vorbereitung für Farbseminare ist das Video »Die richtige Farbe heilt« zu empfehlen, das im Videoprogramm des Bauer Verlags Freiburg erschienen ist.

# *Literaturverzeichnis*

**Allgemeine Literatur**

Sri Aurobindo: »Der Integrale Yoga«. Rowohlt Verlag. Reinbek 1983

Helena P. Blavatsky: »Isis entschleiert«. J. J. Couvreur. Den Haag, o. J.

Chris Griscom und Wulfing von Rohr: »Die Heilung der Gefühle«. Goldmann Verlag. München, 4. Aufl. 1989.

Chris Griscom und Wulfing von Rohr: »Zeit ist eine Illusion«. Goldmann Verlag. München, 11. Aufl. 1989.

Anneliese Harf und Wulfing von Rohr: »Yoga – Weg zur Harmonie«. Falken Verlag. Niedernhausen 1989.

Anneliese Harf (Hrsg. W. v. Rohr): »Himmel und Erde verbinden. Bewußtseinsschulung und Friedensarbeit«. Goldmann Verlag. München 1988.

Ingrid S. Kraaz von Rohr: »Die neue Weiblichkeit – Spiritualität und Naturheilkunde für Frauen in den besten Lebensjahren (mit über 40 konkreten Deutungen und Behandlungsvorschlägen aus der Naturheilkunde für sog. Frauenbeschwerden), Kösel Verlag, München 1991.

Robert Muller: »Die Neuerschaffung der Welt. Auf dem Weg zu einer globalen Spiritualität«. Goldmann Verlag. München 1985.

Saint Germain: »Studien in Alchemie. Die Wissenschaft der Selbsterfahrung«. Summit Lighthouse Verlag. München 1984.

Darshan Singh: »Spirituelles Erwachen. Ein Führer für die Suche nach geistiger Wahrheit«. Goldmann Verlag. München 1987.

**Literatur zu den Bach-Blüten**

Edward Bach: »Heal Thyself – Heile Dich selbst. Eine Erklärung der wahren Ursache und Heilung von Krankheit«. (Das erste in Deutsch veröffentlichte Bach-Buch, das Edward Bach und seine Arbeiten hier einführte und die Grundlage zum Erfolg der Bach-Blüten-Therapie im deutschsprachigen Raum darstellt.) Verlag W. v. Rohr. München 1978 (vergriffen).

Edward Bach: »Blumen, die durch die Seele heilen«. (Enthält »Heile Dich selbst« [s. o.], »Die 38 Heiler« und das »Bach-Blüten-Repertorium« des Bach-Kollegen F. Wheeler; dieses Buch bringt den Kern der Erkenntnisse von Edward Bach, wie er sie eigenhändig niederschrieb, alle späteren Bücher über Bach-Blüten sind demgegenüber Sekundärliteratur.) Hugendubel Verlag. München, 9. Aufl. 1987.

**Literatur zum Thema Farbe**

Darius Dinshah: »Let There Be Light«. (Eine ausführliche Erläuterung der Forschungsergebnisse von Dinshah P. Ghaddiali, dem Wiederentdekker der modernen Farbtherapie und Lehrmeister von Jay Scherer.) Im Selbstverlag der Dinshah Health Society, Malaga, New Jersey, 1985. (Erscheint demnächst in Deutsch, Bezug über Wrage-Versandbuchhandlung Hamburg, s. Bezugsquellenhinweise.)

Stephanie Faber und Gisela Watermann: »Mein Farbenbuch«. (Eine gute Einführung in nichtmedizinische Erkenntnisse über und Alltagsanwendungen von Farben.) Goldmann Verlag. München, 2. Aufl. 1988.

Theo Gimbel: »Healing Through Colour«. (Eine auf Rudolf Steiners Arbeiten und eigenen Forschungen aufbauende, sehr anspruchsvolle Auseinandersetzung mit Farbe in bezug auf verschiedene Ebenen der menschlichen Existenz. Engl. Originalausgabe bei C. W. Daniel Verlag, Saffron Walden, 2. Aufl. 1985.)

Ingrid S. Kraaz und Wulfing von Rohr: »Die Farben deiner Seele«. (Die aktuellste Darstellung der körperlichen, emotionalen und geistigen Wirkungen von Farben; mit über 70 Behandlungsvorschlägen und dem neuen 12-Farben-Test.) Goldmann Verlag, München 1991.

Max Lüscher: »Der 4-Farben-Mensch. Der Weg zum Gleichgewicht«. (Die bereits 1977 erstmals erschienene Behandlung von Zuordnungen und Wirkungen von Farben auf einer einfachen psychologischen Grundlage.) Econ Verlag, Düsseldorf 1989.

Ingrid Riedel: »Farben. In Religion, Gesellschaft, Kunst und Psychotherapie«. Kreuz Verlag. Stuttgart 1983.

Lea Sanders (Hrsg. W. v. Rohr): »Die Farben Deiner Aura«. (Eine sehr persönliche Einführung zu den Themen Farbe, Aura und Chakras, mit einer Chakra-Farbtafel.) Goldmann Verlag. München 1989.

Life Energy Products (Hrsg.): »Der MultiColor Combi Set für Chakraenergie, Farbtherapie, Farbakupunktur, Farbmeditation und Farbexperimente«. (24seitige Begleitbroschüre zur Farbhandlampe.) MSI, Santa Fe 1989. (Einzelbezug über Wrage-Versandbuchhandlung Hamburg, s. Bezugsquellenhinweise.)

**Literatur zur Homöopathie**

Samuel Hahnemann, »Organon der Heilkunst«. Haug Verlag. Heidelberg, 3. Aufl. 1981.

Barbara Hendrich u. a.: »Homöopathische Erste Hilfe«. (Eine handliche Broschüre für Notfälle.) Im Selbstverlag. (Bezug über Autorin, St.-Paul-Str. 1 a, 8000 München 2.)

Ravi und Carola Roy: »Selbstheilung durch Homöopathie«. (Ein umfassender moderner Ratgeber für die Anwendung von Homöopathie.)

Ravi Roy: »Homöopathischer Ratgeber für Reisende, besonders für Tropenreisende«. (Eine hervorragende, nützliche Broschüre.) Im Selbstverlag. (Bezug über Förderverein Homöopathie, Türkenstr. 63, 8000 München 40.)

H. Gabler: »Der andere Weg. Gesund durch Homöopathie«. (Eine kostenlose Broschüre, die ein erstes Verständnis für Homöopathie weckt.) DHU – Deutsche Homöopathische Union Karlsruhe. (Oft in homöopathischen Heilpraxen oder direkt von der DHU erhältlich.)

**Literatur zur Biochemie**

Kurt Hickethier: »Lehrbuch der Biochemie«. (Das Grundlagenwerk zu den Schüsslerschen Mineralsalzen und deren Anwendung.)

**Literatur zu Radiästhesie (Schwingungsforschung)**

Georg Kirchner: »Pendel und Wünschelrute. Handbuch der modernen Radiästhesie«. (Ein Standardwerk über uns beeinflussende Schwingungen.) Ariston Verlag, Genf 1977.

Herbert L. König: »Unsichtbare Umwelt«. Moos Verlag. München 1975.

David V. Tansley: »Chakra-Rays and Radionics«. (Eine anspruchsvolle Abhandlung über die Wirkung und Handhabung von Schwingungen.) C. W. Daniel Verlag. Saffron, Walden, 3. Aufl. 1986.

Aubrey T. Westlake: »The Pattern of Health«. Shamballa, London 1973.

# Register


Aconit C 200 132, 141, 144, 147, 149, 152
Aggressionen 78
Agrimony (Odermennig) 28, 37, 53f., 56, 111, 202
Akne 97
Aloe Vera Gel 132, 141
Angst 24, 27ff., 52, 107, 163, 169, 177, 179, 200
Apis C 200 127, 135
Argentum Metallicum C 200 128f.
Argwohn 169
Arnika 124f.
– C 200 121, 124, 126, 128, 130, 132, 137f., 144, 147
– D 30 121, 124
Arsenicum Album C 200 134f., 151
Arterienverkalkung 162, 178
Aspen (Zitterpappel) 29, 52, 54, 107, 177, 200
Asthma 118, 151f.
Atemnot, asthmatische 151f.
Aufstoßen 176
Aurobindo, Sri 70

Bach-Blüten-Essenzen 19–56, 105–119, 153–180
–, Affirmationen zu den 191–204
–, Dosierung der 48ff.
–, Selbstzubereitung der 55f.
Bach-Blüten-Farbkarten 105f., 205–211
Bach, Edward 21–24, 26f., 45, 47f., 50, 55, 143
»Bach-Nosoden« 22
Bänderzerrungen 162
Bauchmuskelerschlaffung 162
Bauchschmerzen 84
Beech (Rotbuche) 43, 53f., 113, 167f., 203
Belladonna C 200 141
Benommenheit 177
Beschwerden, rheumatische 178
Bienenstiche 135
Bindehautentzündung 179
Bio
– -Energie 184
– -Photonen 184
– -Plasma 184
– -Tensor 48
Blau 63–71, 74, 83, 86–91, 97, 111, 121, 128, 131, 140, 168, 173, 200f.
– als Therapie 87–91
–, Bedeutung des 87
Blut
– -armut 174
– -bildung 164
– -druck 92f.
– -ergüsse 81, 178
– -hochdruck 88, 94
–, Übersäuerung des 176
Blutungen 118, 123ff.
– bei Knochenbrüchen 123
–, innere 123
– nach einem Sturz 125
– nach Zahnextraktionen 123f.
Blutvergiftung 120, 137, 169
Blut, zähes 167
Bremsenstiche 135
Bronchitis 179
Bryonia C 200 126
Calcium fluoratum (Flußspat) 130, 158, 162f.
– D 12 126
Calcium phosphoricum (phosphorsaurer Kalk) 130, 158, 164
Calcium sulfuricum (Kalziumsulfat, Gips) 158, 179f.
– D 6 122
Calendula 120, 126
Camphora-Urtinktur 134
Cantharis C 200 132
Carbolicum Acidum C 200 135, 138
Carbo Vegetabilis C 200 134, 150f.
Causticum C 200 132
Centaury (Tausendgüldenkraut) 37, 53f., 56, 111, 202
Cerato (Bleiwurz) 30, 52, 54, 56, 108, 201
Chakras 67ff.
Chamomilla C 200 149
Cherry Plum (Kirschpflaume) 28, 45, 52, 54, 107, 179f., 200
Chestnut Bud (Knospe der Roßkastanie) 34, 52, 54, 109, 171, 202
Chicory (Wegwarte) 42, 53f., 56, 113, 167f., 170, 203
China C 200 125, 149
Clematis (Weiße Waldrebe) 28, 32, 45, 52, 54, 56, 109, 201
Coffea C 200 144, 149
Crab Apple (Holzapfel) 41, 45, 53f., 97, 112, 121, 175, 203
Crotalus C 200 139

Cuprum C 200 152
Cyan 64

Darmnosoden 21, 26
Depressionen 83 f.
DHU (Deutsche Homöopathische Union) 158 f.
Dornenverletzungen 122
Durchfall 81, 176
–, galliger 177

Echinacea C 200 138
Einsamkeit 24, 27, 35 f., 53, 110, 163 f., 202
Eisensalz 158
Elm (Ulme) 39, 53 f., 112, 175, 177, 203
Entzündungen 78, 81, 165, 167, 179
Erbrechen 174, 176
Erfrierungen 118, 134
Erkältungen 171

Fahrradunfall 128
Farben
–, Alltagsgebrauch von 72 f.
–, Energie der 57–114
–, innere 70
–, Kraft der 59–62
–, Meditationen mit 191–204, 213 f.
–, Visualisation von 105
Farb
– -folien 103
– -Handlampe 213 f.
– -kreis 66, 99
– -lampen 103
– -punkte 103
– -therapie 72–102, 105–119, 213 f.
– -therapie, Techniken der 103 f.
– -tücher 103
Ferrum phosphoricum (phosphorsaures Eisen) 158, 165
– C 200 125
Fieber 165, 169
Fingernägel, spröde 162

Funktionsmittel, biochemische 156
Fußschweiß 178

Galle
– Erbrechen 177
– -nsteinkolik 172
– -stau 80
Gebärmutter 162
Geburtswehen 172
Gedächtnisschwäche 169
Gegenwartsinteresse, mangelndes 24, 27, 32 ff., 52, 93, 109, 170 f., 176, 201 f.
Gehirnhautentzündung 136
Gelb 64–70, 74, 83, 89, 91–99, 107, 109, 163, 170 f., 176 f.
– als Therapie 92–95
–, Bedeutung des 92
– -sucht 92, 177
Gelenkgeräusche 174
Gelenkrheumatismus 174
Gelsemium C 200 141, 144, 149
Gentian (Bitterer Enzian) 30, 52, 54, 56, 108, 167 f., 179 f., 201
Geruchsverlust 174
Geschmacksverlust 174
Gimbel, Theo 68 f.
Gliederschwere 171
Glonoinum C 200 141
Goethes Farbenlehre 66 f.
Gold 67, 70, 200–204
Gorse (Stechginster) 30 f., 52, 54, 56, 108, 167 f., 170, 201
Grün 63–69, 71, 74, 79–82, 99, 108, 110, 112, 121, 124, 126, 128, 163 f., 166, 168, 170, 178, 180, 201 ff.
– als Therapie 79–82
–, Bedeutung des 79
Gunpowder 137

Haarausfall 178
Hämorrhoiden 87, 89 f.
Hamamelis C 200 125

Harnsäurespiegel, erhöhter 176
Harnwegsentzündung 179
Haut
– -abschuppungen 171
– -allergie 87
– -bläschen 174
–, unreine 77
Heather (Heidekraut) 36, 53 f., 56, 110, 163, 202
Heimweh 169
Hepar sulfuris C 200 122
Herzanfälle 150
Herzbeschwerden 135
Hitzschlag 118, 140 f.
Holly (Stechpalme) 38, 53 f., 111, 172 f., 202
Honeysuckle (Jelängerjelieber) 32, 52, 54, 109, 201
Hornbeam (Hainbuche) 31, 52, 54, 108, 170, 178 ff., 201
Hornhautbildung, übermäßige 162
Hornhautentzündung 179
Hornissenstiche 135
Hüftschmerzen 178
Husten 162, 167, 174, 177
Hypericum C 200 122, 125, 128, 137

Ignatia C 200 147
Impatiens (Drüsentragendes Springkraut) 45, 53 f., 56, 110, 163 f., 202
Impfungen 84
Insektenstiche 118, 135 ff.
Ipecacuanha C 200 123, 152
Ischiasschmerzen 178

Johanniskraut 94
– -öl 122

Kalisalze 158
Kalium
– chloratum (Kaliumchlorid) 158, 167 f.
– phosphoricum (phosphorsaures Kali) 158, 165, 169 f., 174

– sulfuricum (schwefelsaures Kali) 80, 158, 171
Kalksalze 158
Karies 174
Kieferoperationen 124
Kirlianfotografie 181–190
Klimakterium 87 f.
Knochenbrüche 118, 130, 163
Knochenschwäche 164
Kochmethode 55 f.
Kollaps 118, 140, 150
Kopf
– -schmerzen 80, 86, 94, 178
– -schuppen 174
– -verletzungen 123
Krämpfe 164
Krampfadern 87, 89, 162
Kreuzschmerzen 178

Lachesis C 200 133, 135, 138 f.
Larch (Lärche) 39, 53 f., 112, 177, 203
Lebenssalze, homöopathische 156, 158–180
–, Dosierung der 158 f.
Leber, Erkrankungen der 172
Ledum C 200 122, 127, 135 ff.
Ledum-Tinktur 122
Löwenzahn 94
Lüscher, Max 65
Lüscher-Test 65
Lymphdrüsen, Erkrankungen der 92, 162, 172
Lysinum C 1000 137

Magen
–, Druck im 171
– -krämpfe 83 f., 88
– -säuremangel 174
– -saftproduktion 93
– -störungen 92
Magenta 64, 68 f.
Magnesium phosphoricum (phosphorsaures Magnesia) 88, 158, 172 f.
Malen, freies 104
Malfarben 64
Mandelentzündung 179
Mandel, Peter 185
Meditation 193–198
– -sanleitung 195–198
– -sfarben 199–204
Melilotus C 200 141
Menstruation 76, 123, 125
Millefolium C 200 125
Milzerkrankungen 83 f., 172
Mimulus (Gefleckte Gauklerblume) 28, 52, 54, 56, 107, 177, 200
Mineralsalze, homöopathische 156
Mittelohrentzündung 179
Mückenstiche 135
Müdigkeit 165
Mundfäule 169
Muskelschwäche 165, 169
Muskelverkrampfungen 88
Mustard (Ackersenf) 34, 52, 54, 109, 176, 202
Mutlosigkeit 24, 27, 39 ff., 53, 84, 86, 170, 175, 177, 203

Nabelchakra 68
Nasenbluten 123 ff.
Nasenverstopfung, chronische 76
Natrium
– muriaticum (Chlornatron) 158, 164, 174 f.
– phosphoricum (phosphorsaures Natron) 158, 176
– sulfuricum (schwefelsaures Natron) 158, 177
Natronsalze 158
Nervenschmerzen 137
Nervenschwäche 169, 178
Nierenstauungen 76
Nierenstörungen 92
Notfallhomöopathie 115–152
Nux Vomica C 200 133, 149

Oak (Eiche) 41, 53 f., 56, 112, 170, 203
Od 185
Ohnmacht 118, 148 f.
Ohrenentzündungen 80
Ohrenschmerzen 81
Olive (Olive) 33, 52, 54, 56, 109, 170, 201
Opium C 200 144, 149
Orange 64, 66–69, 74, 83–86, 89, 93, 111 f., 134, 170, 173, 175, 177
– als Therapie 83–86
–, Bedeutung des 83
Oxalicum Acidum C 200 139

Pendel 48
Phosphor C 200 129
Pine (Föhre) 39, 53 f., 112, 177, 203
Platzangst 169
Prana 185
Prellungen 81, 118
Primärfarben 63, 65
Pulsatilla C 200 149
Purpur 71

Quellwasser, farbig bestrahltes 103
Quetschungen 118, 128, 165

Radium Bromatum C 200 145
Red Chestnut (Rote Kastanie) 29, 52, 54, 107, 163, 179 f., 200
Rescue Remedy 45 f., 49 f., 53 f., 80, 86, 119, 121, 124, 126, 128, 130 f., 133–137, 140–143, 148–151, 165, 199, 204
Rhus Toxicodendron C 200 126
Ringelblume 94, 120, 126
Rippenfellentzündung 167
Rißwunden, offene 123
Rock Rose (Gelbes Sonnenröschen) 28, 45, 52, 54, 56, 107, 163, 200
Rock Water (Heilquellwasser) 44
Rosa 67 f., 71, 202 f.
Rot 61, 63–70, 74–78, 81, 83, 93, 108, 134, 166, 168, 170, 178, 180

– als Therapie 75–78
–, Bedeutung des 75
Rückenschmerzen 76
Ruta C 200 127

Säure 158
Sant Mat-Yoga 66
Schilddrüse, Erkrankungen der 78, 92, 172
Schläfenschmerzen 178
Schläge, elektrische 118, 131 ff.
Schlaflosigkeit 87, 90, 164, 169, 172
Schlaf, unruhiger 178
Schlangenbisse 137 ff.
Schleim 167
Schlüsselblume 94
Schmerzen 165, 172
Schnittverletzungen 118, 120–123, 165
Schnupfen 179
Schock 118, 142–145
– durch Freude 144
– durch schlechte Nachrichten 144
– durch Schreck 144
– durch Verletzung 144
Schöllkraut 94
Schreck 118, 142–145
-haftigkeit 169, 178
Schürfwunden 123
Schüssler, Dr. Wilhelm Heinrich 156, 158
»Schüsslersalze« 80, 126, 156
Schwarz 63, 74, 101
–, Bedeutung des 101 f.
Schwingung, bio-elektrische 184
Scleranthus (Einjähriger Knäuel) 30, 52, 54, 56, 108, 167 f., 201
Sekundärfarben 64
Sepia C 200 147
Silicea (Kieselsäure) 158, 178
– C 200 122
– Salbe 122
Skorpionbisse 137 ff.
Sodbrennen 176
Solar-Plexus-Zentrum 68
Sonnen
– -brand 118, 140 f.
– -flecken 89
– -methode 23, 55 f.
– -stich 118, 140 f.
Sorge, übertriebene 24, 27, 42, 53, 113, 167 f., 170, 203 f.
Speicheldrüsen, Erkrankungen der 172
Speichelfluß, übermäßiger 174
Spinnenbisse 137 ff.
Splitterverletzungen 122
Sportunfall 128
Stachelverletzungen 122
Staphisagria 128 f.
– C 30 121
– C 200 128, 147
– D 30 124
Star of Bethlehem (Goldiger Milchstern) 40, 45, 53 f., 86, 112, 175, 203
Stichverletzungen 118, 120 ff.
»stock bottles« 49, 51, 55 f.
Stoffwechsel, zu schwacher 177
Stuhlverstopfung 172
Sucht 90
Sulfat 158
Sweet Chestnut (Edelkastanie) 40
Symphytum C 200 130
»Synchronizitätsprinzip« 209

Tierbisse 118, 137 ff.
Tollwut 137
Tränenfluß, übermäßiger 174
Trigeminusschmerzen 174
Trillium C 200 125
Türkis 67 ff., 74, 99 f., 109, 170 f., 176, 201 ff.
– als Therapie 100
–, Bedeutung des 99 f.

Überempfindlichkeit 24, 27, 37 f., 53, 111, 167 f., 172, 202
Übergewicht 162
Unlust 171
Unsicherheit 24, 27, 30 f., 52, 77, 108, 167 f., 170, 178 f., 201
Unterleibskrämpfe 85
Urlicht 63

Venenentzündungen 162
Veratrum Album C 200 150
Verbrennungen 90, 118, 131 ff.
– durch elektrischen Schlag 133
Verbrühungen 118, 131 ff.
Verdauung 83 f., 94
Vergewaltigung 118, 128, 146
Vergiftungen 119
Verrenkungen 118, 126 f.
Verstauchungen 118, 126 f., 165
Verstimmungen 169
Verstopfung 77, 81, 178
Vervain (Eisenkraut) 42, 53 f., 56, 113, 203
Verwundungen 118, 120 ff.
Verzweiflung 27, 39 ff., 53, 84, 86, 170, 175, 177, 203
Vespa C 200 135
Vine (Weinrebe) 42 f., 53 f., 56, 113, 167 f., 203
Violett 64–69, 71, 74, 96 ff., 112, 175, 200, 202, 204
– als Therapie 96 ff.
–, Bedeutung des 96

Wachstumsphase bei Kindern 163
Wadenbeschwerden 177
Walnut (Walnuß) 38, 53 f., 88 f., 111, 167 f., 202
Water Violet (Sumpfwasserfeder) 35, 53 f., 56, 110, 202
Weinerlichkeit 169
Weiß 63, 70, 74, 101, 200–204
–, Bedeutung des 101 f.
Wespenstiche 135
White Chestnut (Weiße Kastanie) 33, 52, 54, 56, 109, 171, 202

Wild Oat (Waldtrespe) 31, 54, 56, 108, 167 f., 178 ff., 201
Wild Rose (Heckenrose) 33, 52, 54, 109, 176, 201
Willow (Weide) 40, 53 f., 112, 203
Wunden 165
–, eitrige 87, 89, 122
–, faulige 169
–, offene 118, 120 ff.
Wundstarrkrampf 120

Yin-Yang 63, 66 f., 83, 96

Zaghaftigkeit 169
Zahn
-extraktionen 81
-schmelzdefekte 162
-schmerzen 80, 174
Zappeligkeit 90
Zecken
– -bisse 136
– -bißfieber-Nosode D 200 136
– -impfung 136
Zellsalze, homöopathische 153–180
Zerrungen 118, 126 f.
Zerstreutheit 178
Zungenbelag 171, 174

## *Die Bach-Blüten-Farbkarten*

Das komplette Bach-Blüten-Farbkartenset mit 77 Karten (38 Grundkarten und 39 Meditationskarten) und einer Anleitung zum Gebrauch für die kombinierte Bach-Blüten- und Farbtherapie sowie zur Meditation. (ISBN 3-905021-14-5)

Es ist in allen guten Buchhandlungen erhältlich.